常见病自我诊查保养三步走

神经系统疾病防与治

主　编　于晓辉

U0334945

中国中医药出版社

·北 京·

图书在版编目（CIP）数据

神经系统疾病防与治 / 于晓辉主编 . —北京：中国中医药出版社，
2017.7

（常见病自我诊查保养三步走）

ISBN 978 - 7 - 5132 - 4278 - 3

Ⅰ . ①神…　Ⅱ . ①于…　Ⅲ . ①神经系统疾病—防治

Ⅳ . ① R741

中国版本图书馆 CIP 数据核字（2017）第 132561 号

中国中医药出版社出版

北京市朝阳区北三环东路 28 号易亨大厦 16 层

邮政编码　100013

传真　010 64405750

廊坊市三友印务装订有限公司印刷

各地新华书店经销

开本 880×1230　1/32　印张 9.25　字数 206 千字

2017 年 7 月第 1 版　2017 年 7 月第 1 次印刷

书号　ISBN 978 - 7 - 5132 - 4278 - 3

定价　42.00 元

网址　www.cptcm.com

社 长 热 线　010-64405720

购 书 热 线　010-89535836

侵 权 打 假　010-64405753

微信服务号　zgzyycbs

微商城网址　https://kdt.im/LIdUGr

官方微博　http://e.weibo.com/cptcm

天猫旗舰店网址　https://zgzyycbs.tmall.com

如有印装质量问题请与本社出版部联系（010 64405510）

内容提要

　　本书分别从认识疾病、预防与治疗、日常保养三个方面阐述了神经衰弱、失眠、枕神经痛、坐骨神经痛、脑出血、颅内动脉瘤、脑动静脉畸形、脑梗死、帕金森病、小舞蹈病、脊髓压迫症、视神经脊髓炎等 25 种神经系统疾病的防与治。

　　本书语言简洁明了，通俗易懂，并配以简单清晰的图片，使读者能够很容易了解神经系统疾病的相关知识。

前　言

　　神经系统是人体中起主导作用的功能调节系统，它有着极为精细与复杂的结构和功能，能快速地进行反应。神经系统与其他系统关系密切，它的功能障碍会直接导致其他系统的功能障碍，而其他系统的疾病也可能出现神经系统的并发症。神经系统疾病范围广泛，可以说从头到足都有神经系统疾病的存在。神经系统疾病的发生严重影响我们的工作与生活，也有着较高的致残率，所以对神经系统疾病的认识急需加强。

　　我们对于疾病的认识往往只停留在疾病的治疗上，而忽视了它的预防，其实疾病的防与治同样重要，所以我们首先要去了解疾病，知道它的发病原因、症状、发病机制，才能防止它们伤害我们。神经系统方面的疾病也不例外，我们不但要了解它的特点，也要将之与相似疾病区别开来，才能够更有针对性地进行防治。但是如果已经患上了某种神经系统疾病也不要惊慌，一定要积极配合医生的治疗。在生活中我们也可以从饮食和生活习惯方面最大程度地减轻疾病的伤害，以保护自己。

　　本书分别从认识疾病、预防与治疗、日常保养三个方面对神经衰弱、失眠、枕神经痛、坐骨神经痛、脑出血、颅内动脉瘤、脑动静脉畸形、脑梗死、帕金森病、小舞蹈病、脊髓压迫症、视神经脊髓炎等 25 种神经系统疾病进行了介绍。

　　本书语言简洁明了，通俗易懂，并配以简单清晰的图片，使读者能够很容易地了解神经系统疾病的相关知识，本书适合用于广大民众了解和掌握一些典型神经系统疾病基础知识，从而达到预防这些神经系统疾病的目的。

由于编者水平有限，本书不足之处在所难免，希望各位读者及同仁提出宝贵意见，以便再版时修订提高。

《神经系统疾病防与治》编委会

2017 年 6 月

目　录

一　　神经衰弱

认识疾病

神经衰弱是指因为某些长期存在的精神因素引起脑功能活动过度紧张，进而产生了精神活动能力的减弱。其主要临床特点是易于兴奋，又易于疲惫。常伴有各种躯体不适感和睡眠障碍，不少患者病前具有某种易感因素或不良习惯。

★ 神经衰弱的病因及发病机制

◆ 神经衰弱的病因

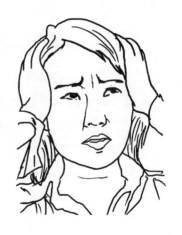

目前大多数学者认为，精神因素是导致神经衰弱的主要原因。凡是能引起持续紧张情绪以及长期内心矛盾的一些因素，使神经活动过程强烈而持久地处在紧张状态，超过神经系统张力的耐受限度，即可引发神经衰弱。如过度疲劳而又不能休息，使兴奋过程过度紧张；对现状不满意，则是抑制过程过度紧张；经常改变生活环境且又不适应，是灵活性的过度紧张。

◆ 神经衰弱的发病机制

▲ 生理素质和个性特点

本病的主要病理生理基础为大脑皮质内抑制过程弱化，

内抑制过程减弱时，神经细胞的兴奋性相对增强，对外界刺激可产生强而快速的反应，从而使神经细胞的能量大量消耗，临床上，此类患者常表现为容易兴奋，又易于疲劳；另一方面，大脑皮质功能减弱，其调节和控制皮质下自主神经系统的功能也减弱，进而出现各种自主神经功能亢进的症状。

▲心理因素

过度紧张，尤其是过度紧张引起的不愉快情绪，是神经衰弱的原因，Laughlin（1967年）认为神经衰弱是一种疲劳状态。

▲其他因素

感染、中毒、营养不良、内分泌失调等对神经系统造成不良影响，由中枢神经细胞去磷酸化作用导致神经衰弱而发病。

神经衰弱与精神病

很多神经衰弱患者因为身体上有不少神经系统的临床表现，经常害怕自己会发展成精神病，也就是平常所说的"疯子"。其实，这种担忧是大可不必的。神经衰弱只是高级神经活动的功能发生轻度紊乱，兴奋与抑制过程--时性失调，尽管症状非常多，但对现实环境及生活的反应是正常的；而精神病则是严重的精神失常，表现为思维、知觉、自知力、情感、行为等方面的障碍。应当注意的是，神经衰弱和精神病是两种不同性质的疾病，各有各自的独特病因和发病机制，不会由前者转化成后者。因此，患者应放下包袱，振作精神，争取早日治愈神经衰弱。

★ 神经衰弱的临床表现

◆ 精神疲劳

这类患者感到精神不足并容易疲倦。早晨起床后即感到精神不佳，晚上反觉精神良好，脑子也相对清醒些，平时稍做点脑力或体力劳动就觉疲劳不堪。自觉注意力下降，记忆减退。尤其对人名、地名、数字更难记住，但对自己的疾病发展经过、对给自己治疗过的医生则记得清清楚楚。

◆ 神经过敏

外界一点小刺激就导致患者的烦躁和不安，他们怕吵、怕光、怕气味等。情绪不定，易发脾气，遇到小事就兴奋激动起来，但马上就疲劳乏力。

◆ 头部不适

头部不适是神经衰弱患者最常见的症状之一，超过80%的患者有以上症状。自觉头脑不清楚，头重脚轻，头晕，头有压迫紧缩感等。头痛通常在工作、脑力劳动、开会、阅读以及不愉快、遇到一点困难、紧张、心烦焦急时加重，但尚能坚持必要的工作，也不会痛到无法忍受的程度。

◆ 睡眠障碍

失眠较多见，导致患者为此而痛苦和焦虑。他们睡到床上就恐惧紧张，怕睡不好，最终越想越睡不着。每当夜深人静时，患者躺在床上胡思乱想，焦躁不安，如此反复，形成了恶性循环。入睡困难是失眠的一种表现形式，常见的还有多梦、易惊醒、早醒及夜间不眠。部分患者自述整夜未眠，但与其同室的人却听他一夜鼾声如雷，这可能是因为患者睡眠时多梦，自觉睡得不沉而产生精神性失眠。

◆ 自疑有病

神经衰弱的症状表现于各个系统，有的心慌、心跳，就会认为是患了心脏病；有的脸色发红、发热感，就会认为是患了肺结核；有的胃部不适，不愿吃饭，就会认为是患了胃病或胃癌；有的表现在泌尿系统、生殖系统方面的症状如小便次数增多、遗精、早泄，女性患者常有月经不调等。

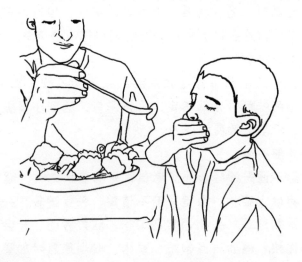

 正确对待神经衰弱

若患上神经衰弱，千万不要紧张，这是有效地治疗神经衰弱的前提。树立这个病是能够治愈的信心，解除不必要的顾虑。除去引起神经衰弱的发病因素，如过度紧张、生活不规律、环境过分嘈杂、人际关系紧张等。培养愉快的情绪也非常重要，可以通过参加文娱、体育活动或其他形式调节大脑，抑制其兴奋过程。科学合理地用脑，既要防止过度用脑，也不宜过度放松长期休养。养成良好的生活习惯，起居有常，按时睡觉，按时起床，注意控制性生活。保持良好精神状态、心态上的平和。思想放松，将注意力放到积极的治疗上来。积极就医，不要躲避自己的病情，随时从神经科医生或心理医生那里寻求指导，必要时遵医嘱服用一些药物配合治疗。另外，某些传统医学的治疗方法如针灸、按摩等对神经衰弱的症状也有一定效果。

★神经衰弱的诊断及鉴别诊断

◆神经衰弱的诊断依据

（1）存在造成脑功能活动过度紧张的社会心理因素。

（2）具有易感素质或性格特点。

（3）临床症状主要表现为易兴奋，精神易疲乏，头痛，睡眠障碍，继发焦虑等。

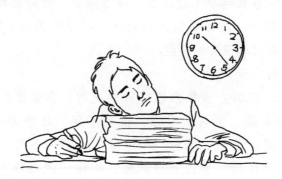

（4）病程最少3个月，具有反复波动或迁延的特点，病情每次波动多与精神因素相关。

（5）全面体格检查，包括神经精神检查或其他必要的各项检查，确能排除其他躯体疾病或早期精神病者。

◆神经衰弱的鉴别诊断

▲脑器质性和躯体疾病

神经衰弱症状常伴发于各种脑器质性疾病，由脑动脉硬化、颅内占位病变、颅内感染、颅脑损伤后、各种急慢性工业中毒，以及各种慢性躯体疾病，如肺结核、溃疡病、慢性肝炎、鼻副窦炎、甲状腺及肾上腺疾病等。若神经衰弱症状发生在上述疾病之后，则应诊断为上述相应的脑或躯体疾病。

▲重症精神病

神经衰弱症状可见于精神分裂症与抑郁症等重症精神病的早期、病程中和缓解期。此类患者往往不主动关心自己的健康，避讳治疗，并有相应的精神病性症状存在，可资鉴别。

▲其他神经症

神经衰弱症状经常见于焦虑症、抑郁性神经症、躯体化障碍、疑病性神经症（疑病症）等神经症。若患者有此类疾病的典型症状，按等级制诊断原则，不应诊断为神经衰弱，应诊断为各类相应的神经症。

▲疲劳反应

正常人在脑力或体力过度劳累之后，常会出现疲劳反应，出现头痛、头昏、嗜睡、精力不足、注意力不集中、失眠、烦躁、易怒等现象。但这些症状历时短暂，引起疲劳的因素消除后，通过充分休息，即可迅速恢复常态，通常并不引起患者过分烦恼或不愉快的情感体验。若工作负担已减轻、适当休息之后，上述症状仍继续存在，或时轻时重、迁延不愈达3个月以上者，则可以诊断为神经衰弱。在流行病学调查时，除要求符合症状学标准及严重程度标准外，病程必须持续达2个月以上，对排除其他疾病是非常重要的。

 慢性疲劳综合征

　　慢性疲劳综合征是美国疾病控制中心建议使用于一类病因不明，以慢性疲劳为特征的综合病征的名称。该综合征的诊断标准为：

　　（1）主要标准：排除其他疾病的情况下疲劳，持续至少6个月。

　　（2）次要标准：如广泛的头痛、肌痛、关节痛、发热、咽痛、淋巴结疼痛、肌无力，活动后持久的疲劳，神经心理症状（包括易激惹、健忘、注意力下降、思维困难、抑郁等），睡眠障碍、突然发生的疲劳等（要求最少有其中8项症状）。

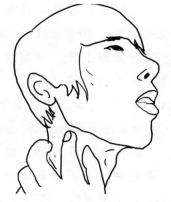

预防与治疗

★ 神经衰弱的预防

◆ 正确认识自己

　　对自己的身体素质、知识才能、社会适应力等要有自知之明，尽可能避免做一些力所不及的事情，或避免从事不适合自己的体力或精神的活动。好高骛远，想入非非，杞人忧天，为了名利与地位而费尽心机都是不可取的。

◆培养豁达开朗的性格

◆顾全大局

遇事要从大处着想，明辨是非。处理人际关系时，提倡严于律己，宽以待人。相互理解是避免人际关系紧张的有效方法之一，在处理家庭关系、同事关系、邻里关系以及上下级关系时，尤应如此。

◆善于自我调节，有张有弛

对于工作太过紧张繁忙，或学生学习负担过重以及生活压力很大的人，均有必要自我调节，合理安排好工作、学习以及生活的关系，做到有张有弛，劳逸结合，这样做还可以提高工作效率。

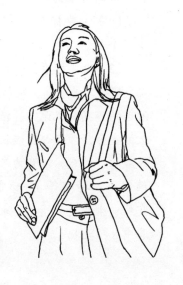

◆求助于医务人员

若自我调节不好，出现一些不能解决的心理问题或疾病先兆时，应立刻求医，进行心理咨询、心理治疗或药物治疗，切莫讳疾忌医，但也不要有病乱投医。

★神经衰弱的治疗

◆抗抑郁焦虑药物

抗抑郁焦虑药物，帮助患者改善焦虑、紧张和睡眠障碍。

◆镇静催眠药物

可用于睡眠障碍明显者。但为了避免产生药物依赖，此类药物不宜使用时间太长，应几种药物交替或间断服用。

◆ β 受体阻滞剂

交感神经功能亢进，如紧张、心悸、震颤、多汗等症状明显者，可使用普萘洛尔（心得安）10 ~ 20mg，3 次／天，有一定效果。

◆其他

对自主神经功能紊乱者，可使用谷维素 10 ~ 20mg，每日 3 次。恒温水浴对促进睡眠效果很好，轻微的体力劳动或体育疗法，气功和太极拳都是有效的。

 神经衰弱和神经官能症

神经衰弱是神经官能症中最常见的一种类型。神经官能症又叫做神经症，是指病因尚未完全明确，主要和社会心理因素、个性特点有关，不存在器质性病理基础，对疾病有一定自知力的一组轻型精神障碍。这组轻型精神障碍，根据我国 1989 年 4 月西安会议通过的精神疾病分类，包括癔症、焦虑症、强迫症、恐惧症、抑郁性神经症和神经衰弱等。可见神经衰弱仅为神经官能症中的一种，也就是说，神经官能症包含了神经衰弱。

日常保养

◆改善睡眠

神经衰弱导致的失眠经常由压力过大或者神经兴奋引起。不妨改善卧室的摆设，用最喜欢的色调来装饰卧室；或将室内的隔音措施做好，将深色的窗帘垂下。总之，尽可能使卧室舒适，无压迫感。

◆定期运动

定期运动可改善精力，有利于对抗神经衰弱。即使在街上散步，也有助于摆脱工作上的压力。一来，它可以消耗一些紧张时所分泌的化学物质。二来，它可以让肌肉放松。

◆调整饮食

可多进食红枣、桂圆、天麻、核桃、五味子等。常吃新鲜葡萄，数量不限，对神经衰弱及过度疲劳有较好的辅助治疗作用。睡前不宜抽烟，饮浓茶、咖啡等，这些习惯会使神经兴奋，更加难以入睡。

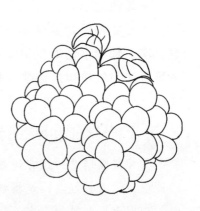

◆减少刺激

改善生活及工作环境，减少紧张刺激。要避免长期紧张而繁重的工作，注意劳逸结合，张弛有度，必要时可减轻学习或工作量。等到神经衰弱缓解后，再恢复原来的学习和工作。

二 失眠

认识疾病

失眠一般指患者对睡眠时间和或质量不满足并影响白天社会活动的一种主观体验，如入睡困难、时常觉醒及（或）晨醒过早。失眠可造成人的疲劳感，全身不适，无精打采，反应迟钝，头痛，记忆力下降等症状，它的最大影响是精神方面的，严重一点会造成精神分裂，常见临床类型有：原发性睡眠障碍、继发性睡眠障碍、假性失眠。

★ 正常睡眠的构成

睡眠状态也是中枢神经系统主动调节的过程。按照睡眠脑电、眼球运动及肌张力的变化，将睡眠分为非快速眼球运动期（NREM）与快速眼球运动期（REM），NREM 中包括 Ⅰ、Ⅱ、Ⅲ 和Ⅳ 4 个期。

一般情况下，人入睡后首先进入 Ⅰ 期睡眠，这时脑电波与清醒时相比逐渐变慢，伴缓慢眼球运动，肌张力较高；这时睡眠较浅，容易被环境因素干扰而唤醒。如无干扰，则迅速进入 Ⅱ 期睡眠，脑电波进一步变慢，眼球运动停止，肌张力下降。Ⅲ、Ⅳ 期睡眠是以脑电波出现高幅慢波为特征，Ⅲ～Ⅳ 期也称深睡眠，这时很难被唤醒。深睡眠时心率变慢，呼吸慢而规则，血压降低，能量储存增加，这时使人们获得充分休息和恢复精力。深睡眠持续一段时间后，回到Ⅱ

期睡眠，然后进入 REM 睡眠，这时脑电波的活动与清醒时相似，眼球快速运动，肌张力降至最低。REM 睡眠时心率、呼吸加快且不稳定，血压增高，做梦主要出现在 REM 期。REM 睡眠对于人神经系统发育、学习和记忆功能具有重要意义。第一次 REM 睡眠通常持续数分钟到十多分钟，然后进入第二个 NREM。此类 NREM-REM 睡眠的周期性循环交替，整夜出现 4～5 次，每次持续时间约 60～90 分钟。在成年人的总睡眠时间中，NREM 约占 4/5，其中深睡眠占 15%～20%；REM 约占 1/5。

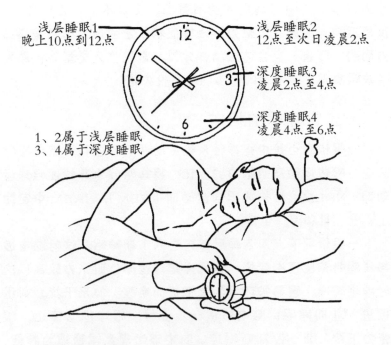

浅层睡眠1
晚上10点到12点

浅层睡眠2
12点至次日凌晨2点

深度睡眠3
凌晨2点至4点

深度睡眠4
凌晨4点至6点

1、2属于浅层睡眠
3、4属于深度睡眠

★健康成年人的睡眠时间

健康成年人每天应有 7～8 小时睡眠。人的一生中，睡眠时间有随着年龄增长而逐渐减少的趋势，学龄期儿童不少于9小时；到了老年期，既往认为老年人每天睡眠时间只需5～6小时，但究竟需要多长时间的睡眠目前尚无统一说法，不争的事实是，健康长寿老年人的睡眠数量及质量和正常成年人比较无明显改变。

对每个人体而言，睡眠时间具有较大的差异，少部分人可能生来睡眠时间需求就很少，而另一部分人睡眠时间需求较长。不论睡眠时间的长短，只要在睡醒后感到轻松、舒适、精力充沛、工作效率高，就属于正常睡眠。偶尔睡眠不足或失眠，对健康不会有不良影响。

★ 失眠的病因

◆ 生理因素

躯体疾病与服用药物可以影响睡眠，如消化不良，头痛，背痛，关节炎，心脏病，糖尿病，哮喘，鼻窦炎，溃疡病，或应用某些影响中枢神经的药物。

◆ 生活方式

因为生活方式引起睡眠问题也很常见，如饮用咖啡或茶叶，晚间饮酒，睡前进食或晚饭较晚引起的满腹食物尚未消化，大量吸烟，睡前剧烈的体力活动，睡前过度的精神活动，夜晚工作，白天小睡，上床时间不规律，起床时间不规律等。

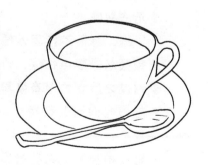

◆ 精神原因

可能的原因有压力太大，过度忧虑，紧张或焦虑，悲伤或抑郁，生气，容易产生睡眠问题。

◆环境因素

吵闹的睡眠环境，睡眠环境太过明亮、污染，过度拥挤。

 失眠与躯体疾病

失眠，特别是慢性失眠与某些躯体疾病存在密切的联系，这些疾病有心脏病、高血压、神经系统疾病、呼吸系统疾病、泌尿系疾病、慢性疼痛、胃肠疾病以及癌症等。这种联系是"双向"的，一方面，慢性失眠患者出现这些疾病的风险会高于无失眠的人；另一方面，这几类躯体疾病的患者患病后出现失眠的可能性会增加。总之，慢性失眠既可能是躯体疾病的一个"诱因"，也可能是其"结果"。

★ 失眠的临床表现

◆入睡困难。

◆无法熟睡。

◆早醒，醒后不能再入睡。

◆频频从恶梦中惊醒，自感整夜都在做恶梦。

◆睡过之后体力没有恢复。

◆起病时间可长可短，短者数天可好转，长者持续数月难以恢复。

◆容易被惊醒，有的对声音敏感，有的对灯光敏感。

◆很多失眠的人容易胡思乱想。

失眠会引起人的疲劳感，不安，全身不适，无精打采，反应迟钝，头痛，记忆力不集中，它的最大影响是精神方面的，严重一点会造成精神分裂。

★失眠的诊断及鉴别诊断

◆失眠的诊断

诊断主要依靠病史，产生失眠问题的原因较多，寻找睡眠障碍、躯体疾病、情感因素、生活方式以及环境因素等造成失眠的原因，也是诊断需要解决的问题。

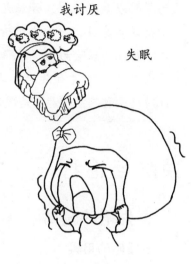

我讨厌

失眠

◆失眠的鉴别诊断

▲继发性失眠

引起继发性失眠的常见原因有以下几方面：①任何影响中枢神经系统的躯体疾病。②身体方面的痛苦或不适，包括皮肤疾病的痛痒或疼痛，癌性疼痛等。③酒，咖啡或药物等导致的失眠。④精神疾患，大多数精神障碍患者有失眠症状，尤其是焦虑症及抑郁症患者几乎均有失眠。

▲其他睡眠障碍

如夜惊，梦魇患者可有失眠，如果有典型的夜惊和梦魇症状则不考虑失眠症。

▲一过性失眠障碍

这在日常生活中常见，不需任何治疗，身体可进行自然调节，故病程不足者不诊断为失眠症。

慢性失眠与心理障碍的关系

失眠和抑郁、焦虑障碍联系最为紧密，这种联系可表现为：失眠作为心理障碍的一个症状，这时患者应被诊断为抑郁或焦虑障碍；开始是"单纯性"失眠，后来引发抑郁症或焦虑症，与无失眠者相比，失眠者在今后 1 年中新发抑郁症的风险为 40 倍，新发焦虑症的风险为 6 倍；抑郁症或焦虑症通过有效治疗后缓解，却长期存在失眠症状，此时这两种疾病可看作是慢性失眠的诱因。

预防与治疗

★ 失眠的预防

◆睡眠的用具

无论是南方的床，还是北方的炕，在安放或修造时，均应南北顺向，人睡时头北脚南，使机体不受地磁的影响，铺的硬度宜适中，过硬的铺会使人因受其刺激而不得不经常翻身，难以安睡，睡后周身酸痛。枕高通常以睡者 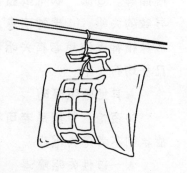 的一肩（约 10cm）为宜，过低易造成颈椎生理骨刺，在夏季，枕头要时常翻晒。

◆睡眠的姿势

有心脏疾患的人，最好右侧卧，避免造成心脏受压而增加发病几率。脑部因血压高而疼痛者，应适当抬高枕位。肺系患者除垫高枕外，还要经常改换睡侧，以利痰涎排出，胃胀及肝胆疾病者，以右侧位睡眠为宜。四肢有疼痛处者，应避免压迫痛处。总之，选择舒适，有利于病情的睡位，可帮助安睡。

◆睡眠的时间

睡眠时间通常应维持 7 至 8 小时，但不一定强求，应视个体差异而定，入睡快而睡眠深，平常无梦或少梦者，睡上 6 小时就能完全恢复精力。入睡慢而浅睡眠多，常多梦恶梦者，即使睡上 10 小时，仍很难精神清爽，应通过各种治疗，以获得有效睡眠，只是延长睡眠时间对身体有害，因为每个人有不同的生理节奏，在睡眠早晚的安排上会因人而异。事实上，不同生理节奏导致睡眠出现两种情况，即"夜猫子"与"百灵鸟"，顺应这种生理节奏，有利于提高工作效率及生活质量，反之，则对健康不利。

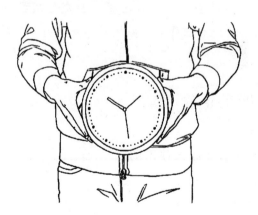

◆睡眠的环境

睡眠的好坏与睡眠环境密切相关，在 15℃ ~ 24℃ 的温度中，可获得安睡，冬季关门闭窗后吸烟留下的烟雾及燃烧不全的煤气，都会使人无法安睡。在发射高频电离电磁辐射源附近居住，长期睡眠较差而非自身疾病所致者，最好迁徙远处居住。

 夜间周期性腿动

夜间周期性腿动，又称为夜间周期性肢体运动障碍，常和下肢不宁综合征同时存在。睡眠中下肢阵发性颤动，表现为大踇趾有节奏地伸展而踝部背屈，每隔20～40秒发作1次，每次运动持续0.5～5.0秒，表现为周期性发作，每个发作周期持续几分钟到几小时，而且主要发生在前半夜。若发作过于频繁，会导致唤醒或醒后不能睡眠。轻微发作通常不会影响睡眠。病因学分为原发性与继发性两种，一些患者经系统性检查没有发现明确病因。继发性周期性腿动者可继发于脊髓损伤、脊髓囊肿、雷诺病、缺铁性贫血、尿毒症、老年性痴呆、长期使用抗抑郁药物、睡眠呼吸暂停综合征等。经病因及对症治疗预后较好。

★ 失眠的治疗

◆ 催眠药

目前，我国临床上使用的镇静催眠药主要包括两类：安定类，常用的药物包括咪达唑仑、劳拉西泮、艾司唑仑、阿普唑仑、氯硝西泮等；新型催眠药，如佐匹克隆、唑吡坦、扎兰普隆。这些

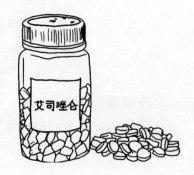

药物治疗失眠时各有特点及优势，必须在医师的指导下合理使用。

催眠药的应用原则是按需、间断使用，连续使用某一种药物最好不超过4周。

◆针灸疗法

用针刺、艾灸的方法在人体经络以及经外腧穴施以一定的手法，以通调营卫气血、调理经络、脏腑功能而治疗相关疾病。针刺又包括体针、头针、面针、眼针、耳针、足针、温针、火针、三棱针、梅花针等多种针法。灸法包括艾条灸、麦粒灸、疤痕灸、隔姜灸、隔蒜灸、药饼灸等。针灸疗法的应用范围非常广泛。

◆磁疗治疗

磁疗可增强人体经络的生物电磁能，推动经气运行，进而达到通经络、增加脑部供血供氧、降低大脑皮层末梢神经的兴奋性，发挥促进组织新陈代谢、催眠、镇痛、镇静、活血的效果。

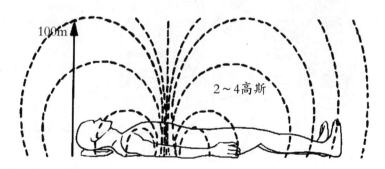

100m

2～4高斯

◆心理治疗

通过解释、指导，使患者掌握有关睡眠的基本知识，减少不必要的预期性焦虑反应。

不能用饮酒的方法治疗失眠

　　酒具有镇静以及中枢神经抑制作用，饮酒后能够让人较快地入睡。但是出现失眠后切不可借酒入睡。因为：第一，这种镇静作用会迅速出现耐受性，催眠效应最短在连续使用 2 ～ 3 天后就会消失。第二，饮酒虽然可能加快入睡，但会增加后半夜的觉醒，总体上帮助睡眠的作用有限。第三，发生耐受性后，若为了继续保持其催眠作用而不断增加饮酒量，则最终可能产生酒精依赖，酒精依赖本身就容易引起失眠，而且这种物质依赖性失眠很难治疗。

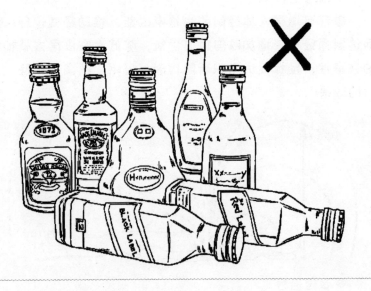

日常保养

◆足部保暖

研究结果显示，双脚凉的妇女的睡眠质量比足部舒适暖和的妇女要差，可穿着厚袜子睡觉。

◆不开窗

引起人们过敏的物质及影响睡觉的噪音通过开着的窗户进入卧室，所以要关上窗户睡觉。

◆晚上不打扫卫生

清扫房间使用的喷雾剂与化学清洁剂都可能刺激呼吸道，从而影响睡眠，最好在早晨打扫卧室。

◆卧室里可摆放郁金香

卧室里如果过多摆放花卉，它们可能会引起人们的过敏反应，卧室里可摆放郁金香，因为郁金香不会有引起过敏反应的危险。

◆擦掉化妆品

带着化妆品睡觉会造成皮肤发炎，夜间抹香水的人，应该考虑引发哮喘的可能性。

◆遛狗

睡前半小时的散步会很好地缓解神经紧张。无论愿不愿意，晚上得带着小狗去散步。散步的时候努力避免负面的情绪以及焦急的思绪。

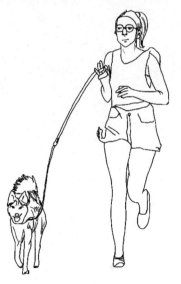

下肢不宁综合征

多在安静时发作，在休息或卧床后下肢有一种很难表达的特殊不适感觉，有时仅仅持续几分钟，活动下肢后症状明显减轻，但在休息或入睡以后症状会明显加剧，也可表现为双下肢交替性的不适，成为诱导失眠的主要原因。

三　枕神经痛

认识疾病

枕神经痛是枕大神经、枕小神经、枕下神经及第3枕神经痛的总称，表现为枕神经分布范围内（后枕部）阵发性或持续性疼痛，或者在持续痛基础上阵发性加剧。通常由受凉、潮湿、劳累、不良姿势的睡眠等因素诱发。

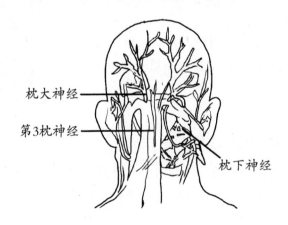

枕大神经————

第3枕神经————

————枕下神经

★ 枕神经痛的病因

◆原发性枕神经痛的诱因

原发性枕神经痛多发生在青壮年，常见诱因包括受凉、劳累、潮湿、不良姿势的睡眠等。最常见的是发生在上呼吸道感染后，扁桃体炎也可引发，还有疟疾、风湿病、糖尿病、甲状腺疾病或酒精中毒、铅中毒等，或病因不明。

◆继发性枕神经痛的病因

▲颈椎疾病

颈椎骨质增生为最常见的原因。少数可出现颈椎结核、类风湿脊椎炎或转移癌。

▲椎管内病变

枕大孔区肿瘤、上颈段脊髓肿瘤、粘连性脊髓蛛网膜炎及脊髓空洞症等。

▲寰枕部先天畸形

包括颅底凹陷症、枕大孔狭窄、寰枢脱位、寰枕融合、上颈椎椎体分隔不全（融合）、小脑扁桃体下疝等。

▲损伤

包括枕下关节韧带损伤、寰椎前后弓骨折、寰枢椎半脱位、第1颈肌损伤等。

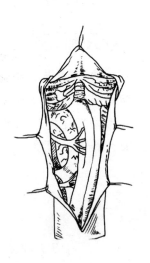

枕神经痛涉及范围

广义的枕部通常是指四对枕神经的分布区，即顶结节以下，两侧耳根后，下倾角水平向后的连线间；狭义的枕部是指枕骨的鳞部。

（1）枕小神经支配乳突区与枕外侧区的皮肤。

（2）枕下神经支配项上部、头后下部的皮肤。

（3）枕大神经支配上项线到头顶部的皮肤。

（4）第3枕神经支配枕部中线两侧的皮肤。

按神经的粗细及分布范围，从大到小依次为枕大神经、枕小神经、第3枕神经和枕下神经。

★ 枕神经痛的临床表现

枕大神经痛多见于青壮年，女性容易患病。疼痛多为一侧，也可两侧，起源于枕部，向头顶（枕大神经）、乳突部（枕小神经）或外耳（耳大神经）放射，疼痛程度轻重不定，多为中等程度疼痛，少数患者疼痛剧烈，大多为锥刺样或电击样窜痛，也可为刀割样阵发性疼痛或跳痛，钝痛也比较常见，可阵发性加剧或间歇发作，活动头颈、咳嗽及喷嚏可加剧。

多数患者具有强迫头位，或头颈部活动受限。颈枕部肌肉紧张度增高，患者转头时（特别是向健侧转动），疼痛可向患侧头顶部及前额部放散。部分患者有枕部皮肤感觉过敏及麻木感。一侧或两侧枕大神经出口处（即相当于风池穴略上方）有明确的压痛，偶尔向头顶部放散。胸锁乳突肌后上缘或乳突后部有压痛，提示枕小神经与耳大神经也受累。

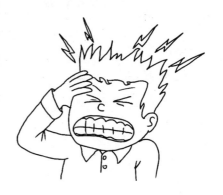

★ 枕神经痛的诊断

（1）既往有受凉、感染或"落枕"史。

（2）急性或亚急性发病，表现为一侧或双侧枕颈部刺痛、钻痛或跳痛，经常因转头而诱发。

（3）枕神经支配的区域即耳顶线到枕部发际处感觉过敏或减退，枕大神经出口处（枕骨隆凸和乳突连线中点，相当于风池穴）以及枕小神经出口处（胸锁乳突肌中段后缘，相当于翳风穴）压痛，疼痛可向头顶放散。

（4）少数病例还有颈椎病或颈、胸神经根炎症状。

 "落枕"

　　落枕又叫做"失枕"，是一种常见病，好发于青壮年，以冬春季高发。落枕的常见发病经过是入睡前并无任何症状，起床后却感到项背部明显酸痛，颈部活动受限。这说明病发于睡眠之后，与睡枕和睡眠姿势有密切关系。

落枕的保养方法

　　（1）颈部保暖：颈部受寒冷刺激会导致肌肉血管痉挛，加重颈部板滞疼痛。在秋冬季节，宜穿高领衣服；天气稍热，夜间睡眠时应注意防止颈肩部受凉；炎热季节，空调温度不能太低。

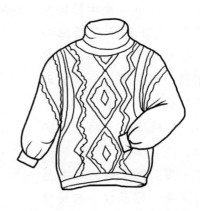

　　（2）姿势正确：颈椎病的主要诱因是工作学习的姿势不恰当，良好的姿势能减少劳累，避免损伤。低头时间过长，引起肌肉疲劳，颈椎间盘出现老化，并出现慢性劳损，会伴发一系列症状。最佳的伏案工作姿势是颈部维持正直，微微地前倾，不要扭转、倾斜；工作时间大于 1 小时，应该休息几分钟，做些颈部运动或按摩；不应头靠在床头或沙发扶手上看书、看电视。

（3）避免损伤：颈部的损伤也会引发本病，除了注意姿势之外，乘坐快速的交通工具，遇到急刹车，头部向前冲去，会导致"挥鞭样"损伤，因此，要注意保护自己，不能在车上打瞌睡，坐座位时可适当地扭转身体，侧面向前；体育比赛时应避免颈椎损伤；颈椎病急性发作时，颈椎需减少活动，特别是要避免快速的转头，必要时用颈托保护。

预防与治疗

★枕神经痛的预防

◆病因预防

首先是避免及预防全身性疾病，如感染、糖尿病、尿毒症、风湿热、中毒等原发性疾病，可降低枕神经痛的发病机会；其次是预防并避免引起枕神经痛的继发因素，如颈椎结核、颈椎病、肌纤维织炎、局部感染和外伤等。此外，为提高患者的防病能力，最好能够阅读或收听一些关于卫生健康的科普知识。

◆减少枕部刺激

应避免使用高而硬的枕头，选择柔软舒适的枕头，帽子不宜过紧，尽量减少局部刺激，减少枕神经痛的诱发因素，如防止受凉、受潮和疲劳等。

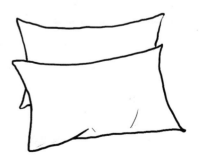

★ 枕神经痛的治疗

◆ 病因治疗

避免及预防全身性疾病，枕神经痛多因为感染、颈部外伤、颈椎病、糖尿病或风湿症等引起，首先寻找一下病因，去掉病因是根治的重要手段。

◆ 药物治疗

枕神经痛的治疗主要为缓解疼痛，可服用止痛药，常用的药物包括索米痛片、撒利痛、卡马西平、创伤止痛片等，可缓解疼痛，缩短病程。为增加疗效，减轻患者精神负担，可同时服用一些镇静药或安定类药物。另外，还可应用一些神经营养药，促进健康的恢复。

◆ 枕神经阻滞术

（1）体位。患者坐位，面对治疗床，头略微前倾，双肘部支撑在治疗床上，患者下颌尽可能接近自己前胸。

（2）定点。确定乳突后缘和颈2棘突连线中点向上1cm，在此可能触及枕动脉，这是枕大神经阻滞点，在此点向外侧2.5cm处，是枕小神经穿刺点。

（3）不用注射局部麻醉皮丘，用3.5cm长、7号短针垂直进针，直到触及枕骨。

（4）充分回吸无血后，注射1%利多卡因或除痛液5～6mL，按压针孔3～5分钟，不出血后即可。7天治疗1次，1次是1个疗程。

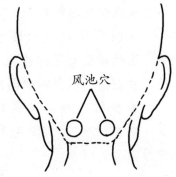

风池穴

◆ 穴位注射

其具体方法是患者攀椅背取

坐位，头部略微前屈，固定在椅背上，操作者用拇指按压风池穴稍上找出痛点，接着常规消毒，配制药物，持注射器，针尖朝向上方，呈 45° 进针，深度触及骨膜，必要时移动方向，寻找针感。若有回血可退针重进，当有较好的针感后将药液缓慢注射，拔针后局部压迫片刻。1 周 1 次，可获得满意疗效，通常 2 ~ 3 次可愈。

◆针灸

取穴风池、大杼、天柱、外关、合谷、丰隆、昆仑，强刺激后留针 30 分钟，每天一次。

◆理疗

如间动电（疏密波）疗法或旋磁疗法，应由理疗科医师及专业技术人员来选择和操作。

日常保养

◆减少枕部刺激

应避免使用高而硬的枕头，减少枕神经痛的诱发因素，如防止受凉、受潮和疲劳等。

◆穴位按摩

采用穴位按摩疗法，多在一侧或双侧风池穴，按摩 150 ~ 300 下／次，2 ~ 3 次／天，可缓解疼痛。为取得满意疗效，按摩前局部可涂些清凉油或风油精，通过按摩可以疏通经络，促进局部血液循环，还可通过神经内分泌系统的调节，降低有害物质对局部的刺激和损害。该方法简单易行，安全有效。

◆推拿

患者取坐位，头略微向前倾，使颈部充分显露，医者先以拇指沿督脉自风府、哑门至大椎反复按揉，然后沿脊柱两侧按揉天柱、大杼的疼痛区和肩中俞、肩外俞、天宗等穴的分布区，再在患臂背侧下缘及背侧上缘部位施用法并按揉手三里。

治愈标准：疼痛消失，感觉障碍恢复。

好转标准：疼痛缓解，仍有轻微感觉障碍及压痛。

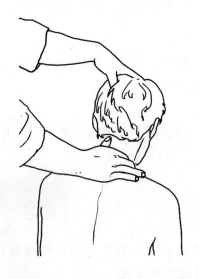

㈣ 坐骨神经痛

认识疾病

坐骨神经痛是指因为多种病因导致坐骨神经病变，沿坐骨神经通路即腰、臀部、股后、小腿后外侧以及足外侧发生的疼痛综合征，是常见病。

★坐骨神经

坐骨神经是支配下肢的主要神经干。坐骨神经由腰4～5与骶1～3神经组成。是由腰丛的腰骶干和骶丛分支组成的人体最长、最粗的下肢神经。其组成在椎管内是神经根，出椎管后合成2cm宽的神经干，经过梨状肌下缘出骨盆，位于臀大肌深层、股方肌浅层，经大转子与坐骨结节之间在股部后面下行，然后分支成胫神经及腓总神经。

★坐骨神经痛的病因

◆原发性坐骨神经痛

原发性坐骨神经痛即坐骨神经炎，病因不明，可能与流行性感冒、牙齿、鼻窦等病灶感染或受寒有关。

◆继发性坐骨神经痛

继发性坐骨神经痛是因为邻近病变的压迫或刺激引起，又分为根性与干性坐骨神经痛，分别指受压部位是在神经根或是在神经干。

（1）根性坐骨神经痛多见，病变位于椎管内，以腰椎间盘突出最多见，其次为椎管内肿瘤、椎体转移瘤、腰椎管狭窄、腰椎结核、腰骶神经根炎、椎管内血肿、脓肿等。

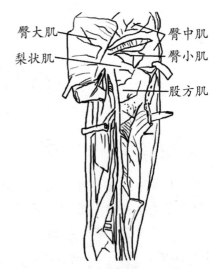

臀大肌　臀中肌
梨状肌　臀小肌
　　　　股方肌

（2）干性坐骨神经痛，病变主要是在椎管外坐骨神经行程上，病因包括骶髂关节炎、盆腔内肿瘤等。

★ 坐骨神经痛的临床表现

本病男性青壮年常见，单侧为多。疼痛程度及时间常和病因及起病缓急有关。

◆症状

▲根性坐骨神经痛

起病随病因不同而异，最常见的腰椎间盘突出，通常在用力、弯腰或剧烈活动等诱因下发生，急性或亚急性起病。少数是慢性起病。腰背部酸痛，僵硬。疼痛从腰部蔓延至一侧臀部、大腿后面、腘窝、小腿外侧直至足背外侧。表现为烧灼样或刀割样疼痛，咳嗽、打喷嚏、用力排便增加腹压时，疼痛加重，夜间更甚。小腿外侧和足背有针刺或麻木感。

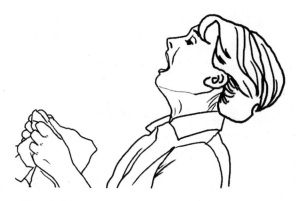

▲干性坐骨神经痛

　　起病缓急也随病因不同而不同，多为亚急性或慢性发病，如受寒或外伤诱发者多急性起病。腰背部不适不显著，主要沿坐骨神经走行的疼痛，疼痛常从臀部向股后、小腿后外侧和足外侧放射。增加腹压时疼痛不加重，行走、活动和牵引坐骨神经时疼痛加重。小腿外侧及足背的感觉障碍比根性明显，坐骨神经病变区远端支配的肌无力，并可出现轻度萎缩。

　　◆体征

　　▲根性坐骨神经痛

　　患者常表现强迫体位以减轻疼痛，如向健侧卧、患侧膝屈曲，坐下时健康的一侧先着椅，站立时重心向健侧移位。脊柱通常向健侧弯曲。病变部位的腰椎棘突可存在压痛，沿坐骨神经通路的压痛则较轻。Kernig 征、直腿抬高试验阳性，加强试验可引发剧烈疼痛。患肢小腿外侧和足背常有麻木和感觉减退。臀肌张力松弛，伸踇和屈踇肌力减弱。跟腱反射减弱或消失。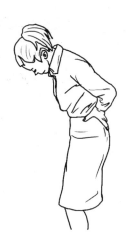

Kernig 征阳性。患者仰卧，先屈髋且膝成直角，再将小腿上抬，由于屈肌痉挛，所以伸膝受限而＜130° 并有疼痛及阻力。

直腿抬高试验（Lasegue 征）阳性。患者仰卧，下肢伸直、患肢上抬不足 70° 而引起腿部疼痛。

▲干性坐骨神经痛

通常无腰椎棘突及横突的压痛，压痛点以臀部以下的坐骨神经通路比较显著，如坐骨孔上缘、坐骨结节与大转子中间、腘窝中央、腓骨小头下及外踝有明显压痛。腓肠肌中点压痛显著。小腿外侧和足背可出现感觉下降。踝反射减弱甚至消失。Lasegue 征阳性而 Kernig 征多阴性。

★ 坐骨神经痛的鉴别诊断

◆腰椎间盘突出

患者经常有较长期的反复腰痛史，或重体力劳动史，常在一次腰部损伤或弯腰劳动后急性起病。除典型的根性

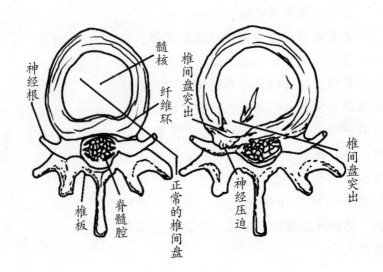

坐骨神经痛的症状和体征外，伴有腰肌痉挛，腰椎活动受限和生理前屈度消失，椎间盘突出部位的椎间隙可存在明显压痛和放射痛。X线片可有受累椎间隙变窄，CT检查能够确诊。

◆ 马尾肿瘤

起病缓慢，逐渐加重。病初通常为单侧根性坐骨神经痛，逐渐发展为双侧。夜间疼痛加重，病程进行性加剧。并出现括约肌功能障碍及鞍区感觉减退。腰椎穿刺有蛛网膜下腔梗阻和脑脊液蛋白定量明显升高，甚至出现Fromn征（脑脊液黄色，放置后自行凝固），脊髓碘水造影或MRI能够确诊。

◆ 腰椎管狭窄症

多见于中年男性，早期常表现"间歇性跛行"，行走后下肢疼痛加重，但弯腰行走或休息后症状减轻或消失。当神经根或马尾受压严重时，也可表现为一侧或两侧坐骨神经痛症状及体征、病程呈进行性加剧，卧床休息或牵引等治疗无效。腰骶椎X线片或CT可确诊。

◆ 腰骶神经根炎

由于感染、中毒、营养代谢障碍或劳损、受寒等因素发病。一般发病较急，且受损范围常常超出坐骨神经支配区域，表现为整体下肢无力、疼痛、轻度肌萎缩，除跟腱反射外，膝腱反射也常常减弱或消失。

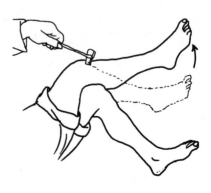

另外，还需考虑腰椎结核和椎体转移癌等。干性坐骨神

经痛时，应注意以往有无受寒或感染史，以及骶髂关节、髋关节、盆腔和臀部的病变，必要时除进行腰骶椎Ｘ线片外，还可行骶髂关节Ｘ线片，肛指、妇科检查和盆腔脏器Ｂ超等检查以明确病因。

预防与治疗

★ 坐骨神经痛的预防

◆ 运动

坐骨神经痛的发病多与一次突然的腰部"扭伤"有关，如发生于拎举重物，扛抬重物，长时间的弯腰活动或摔跌后。所以当需要进行突然的负重动作前，应预先活动腰部，尽可能避免腰部"扭伤"，平时多进行强化腰肌肌力的锻炼，并改善潮湿的居住环境，通常可降低本病的发病率。

◆ 姿势

若长时间站立，头应该向前，背部应该挺直。均匀分配两脚重力，保证腿部直立。坐时，腰背部应该有支撑，背部维持伸直状态。臀部略高于膝部，让脊椎下部自然弯曲，脚应该平放在地面。若感觉舒服的话，使用一个小垫子或者成卷的毛巾支撑腰背部。

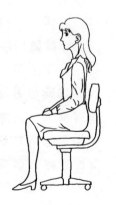

★ 坐骨神经痛的治疗

◆ 卧床休息

尤其是椎间盘突出早期卧硬床休息3～4周，有的患者症状自行缓解。

◆ 药物治疗

止痛药、B 族维生素和短程皮质类固醇激素口服有助于恢复。疼痛可用对乙酰氨基酚加可待因 30mg，3～4 次／日，以及其他非甾体类镇痛药，如异丁苯乙酸、萘普生等。肌痉挛可用地西泮 5～10mg 口服，一日 3 次；或环苯扎林 10mg 口服，一日 3 次，可能有效。严重病例可使用地塞米松 10～15mg/d，静脉滴注，7～10 日；通常可口服泼尼松 10mg，3～4 次／日，10～14 次为 1 个疗程。也可选用 1%～2% 普鲁卡因或加泼尼松龙各 1mL 椎旁封闭。可配合针灸或理疗。效果不佳时可用骨盆牵引或泼尼松龙硬脊膜外注射，个别无效或慢性复发病例可考虑进行手术治疗。

◆ 理疗

急性期可采用超短波疗法，红斑量紫外线照射等治疗。慢性期可采用短波疗法，直流电碘离子导入。

◆ 辅助治疗

疼痛发作时，可冰敷患处 30～60 分钟，每天数次，连续 2～3 天，再以同样的间隔用热水袋敷患处，也可使用吲哚美辛等非处方止痛药。每日睡前用热毛巾或布包的热盐热敷腰部或臀部，温度不要太高，以舒适为宜。

 孕妇容易患上坐骨神经痛的原因

日常生活中，一些妇女怀孕后，患有坐骨神经痛，严重者生活不能自理，其原因主要如下：

怀孕后患有坐骨神经痛，绝大多数是因腰椎间盘突出引起的，这和怀孕期间特殊生理有显著关系。一是孕妇内分泌激素发生生理性改变，使关节、韧带松弛，为分娩做好准备，无形中使腰部的稳定性变差。二是胎儿在子宫内逐渐发育长大，使腰椎负荷加重，并且这种负担持续存在，直至分娩。在此基础上，若再有腰椎间的劳损和扭伤，就很可能发生腰椎间盘突出，从而压迫坐骨神经，造成水肿、充血，产生坐骨神经刺激征——坐骨神经痛。

对准妈妈的这种坐骨神经痛最好不要做 X 光检查，而采用超声波检查代替。即使无法代替，也要安排在妊娠后期检查，这时胎儿发育接近成熟，不易引起不良反应。孕妇需首选硬板床休息并做牵引治疗；常规地佩戴腰围容易限制胎儿活动，不利于其发育，所以不宜选用；由于活血化瘀的中药会影响胎儿发育，也应避免使用。某些药物虽然效果好，但也不主张在这个时候应用。中期症状若严重者，可考虑终止妊娠。临产时则推荐采用剖腹产的分娩方式，以免加重病情。通常情况下，大部分准妈妈在分娩后，其坐骨神经痛能自愈，只有少数需要分娩后再进行手术。预防的关键在于孕期劳逸结合，避免做剧烈的体力活动，特别是在临产前 3 个月。平时最好采用侧卧位睡觉，平卧时应在膝关节下面垫上枕头或软垫，另外不要穿高跟鞋。

日常保养

★坐骨神经痛的患者在日常生活中需要注意

◆床

过去，那些背痛的人被要求睡硬床垫，但是有研究表明，选择硬度适中的床垫最好。若床垫太软，那就在床基上面与床垫下面放一个硬板，使用枕头支撑头部，但是要保证颈部不会大角度上扬。

◆运动

要劳逸结合，生活规律化，适度参加各种体育活动；运动后要注意保护腰部及患肢，内衣汗湿后要及时换洗，禁止潮湿的衣服在身上被焐干，出汗后

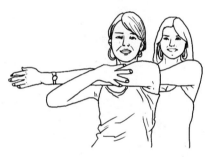

也不宜立刻洗澡，待落汗后再洗，以防受凉、受风。

◆推拉重物

在急性疼痛期，不宜抬起超过4.5kg（约10磅）的重物并且不要用腿、臂和背部用力上举重物，可推但不能拉重物。

★坐骨神经痛患者的锻炼

有坐骨神经痛的患者经常因为害怕疼痛而减少活动，这样做并不利于疾病的治疗。患者应按照"力所能及、适量运动"的原则进行锻炼，特别是患侧下肢的锻炼更为必要。慢走、慢跑、球类运动都可以进行，特制的体操更加有益。

（1）卧位体操：患者仰卧位，交替屈腿，然后轮流伸直

两腿，接着向上交替抬腿。开始时，患侧下肢上抬角度可低于健侧下肢，持续锻炼后，患侧下肢可逐渐增加抬高的角度。

（2）坐位体操：患者坐在床沿或椅上，双腿垂地，足跟着地，足尖翘起，双手平放腿上。坐好后逐渐向前弯腰，双手推向足部。初练时双手可能只能达到小腿部，坚持锻炼后能够达到足背和足尖。

（3）站立体操：患者双手叉腰站立，先轮流直腿向前抬起，接着尽可能分开两腿站立，轮流弯曲膝关节，使身体呈弓形下蹲。这时可使没有屈曲膝关节的下肢受到牵引和拉伸。

五 脑出血

认识疾病

脑出血是指原发性非外伤性脑实质内出血，也叫做自发性脑内出血。好发于 50 ~ 60 岁的高血压患者，特别是没有系统治疗或血压控制不好的男性，常在体力活动或情绪激动中突然起病。

★ 脑出血的发病

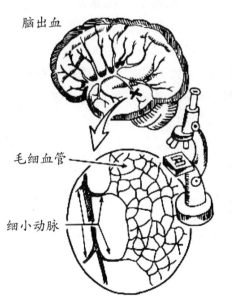

脑出血

毛细血管

细小动脉

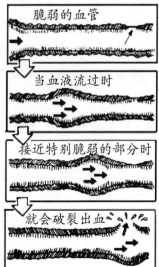

▶脑出血形成的构造

脆弱的血管

当血液流过时

接近特别脆弱的部分时

就会破裂出血

◆脑血管受损出血

◆微小动脉瘤形成与破裂

高血压性脑出血患者中 86% 有微小动脉瘤，而在健康人脑中发现微小动脉瘤的仅为 7%。这些微小动脉瘤主要位于基底节区，在大脑白质也可见，少数出现在脑桥及小脑的血管上。微小动脉瘤的形成是因为高血压使小动脉的张力增大，血管平滑肌纤维改变，导致动脉壁强度和弹性降低，使血管的薄弱部位向外隆起，产生微小动脉瘤或夹层动脉瘤。高血压患者血压进一步升高时，血管无法收缩以增大阻力而丧失了保护作用，微小动脉将破裂出血。

★ 脑出血的病因

◆高血压

高血压是引起脑出血最常见的病因。在高血压患者中，约有 1/3 可出现脑出血，而在脑出血的患者中，有 93.1% 是有高血压病史的。高血压诱发的脑出血经常发生在 45 ~ 65 岁，男性起病略多于女性。脑出血的危险性随着高低压的升高而增加。如果这时再突然精神激动或体力活动增强，会使血压进一步升高，而当增高的血压超过血管可以承受的阈值，就会造成血管破裂而引发脑出血。

◆其他

如脑动静脉畸形、动脉瘤、血液病、梗死后出血、脑淀粉样血管病、烟雾病、脑动脉炎、抗凝或溶栓治疗、滥用安非他明或可卡因等药物、原发性和转移性脑肿瘤破坏血管等。

颅内出血的种类

颅内出血是指颅腔内出血。

出血一般发生在脑内或其周围。脑内的出血称之为脑出血，在脑与蛛网膜之间的出血称为蛛网膜下腔出血，而脑膜之间的出血称为硬膜下出血，颅骨和脑膜之间的出血称为硬膜外出血。不论出血发生在何处，脑细胞都会受到破坏，而且颅骨致使脑组织扩张受限，出血能快速增加颅内压，非常危险。

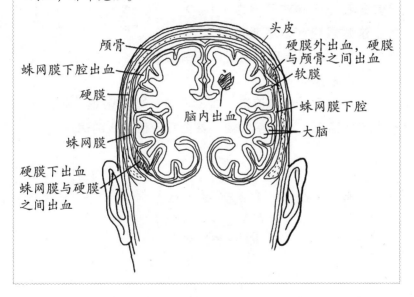

★脑出血的先兆症状

脑出血虽然一般起病急骤，通常是几分钟或数小时，但脑出血还是有其逐步进展演变的过程。在起病初期会或多或少表现出一些异常现象，即出现一些有预兆的前驱表现。在发生脑出血的患者中，50% 具有先兆症状。先兆症状出现后的第一年内发生脑出血的危险性很大，特别是在两个月内最为危险。

◆头晕信号

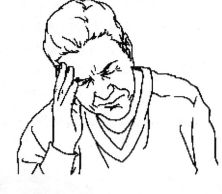

突然感到头晕，周围景物发生旋转，甚至晕倒在地。当颅内压力增高时，疼痛将发展到整个头部。头晕常与头痛伴发，尤其是在小脑和脑干出血时。这些表现可以短暂地出现一次，也可能反复出现或逐渐加重。

◆口腔信号

突然口歪，口角流涎，说话不清，吐字困难，和人交谈时讲不出话来，或吐字含糊，甚至听不懂别人的话。

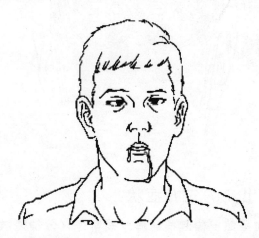

◆意识障碍信号

突然表现精神萎靡不振，总是想睡觉或整日昏昏沉沉。性格也一反常态，突然变得少言寡语，表情淡漠，行动迟缓或多语易躁，也有的会产生短暂的意识丧失，这也和脑缺血有关。

◆其他信号

突然感到全身疲倦、无力、活动不便、出虚汗、低热、胸闷、走路不稳或突然跌倒，心悸或突然打嗝、呕吐等，这是自主神经功能障碍的表征。

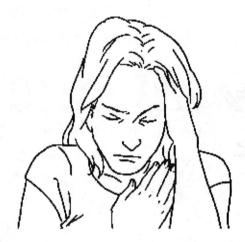

◆眼部信号

突然感到眼部不舒服，瞳孔突然异常，大多由颅内压增高所致，有时还有偏盲和眼球活动障碍。大多是暂时性观物模糊，过后可自行恢复正常。一旦患者出现这些先兆，就预示着脑出血即将产生，或已是脑出血的前驱阶段。这时必须要提高警惕，及时去医院诊治，最大限度地控制疾病发展，避免危及生命。

★脑出血的部位与症状

◆出血部位在大脑

意识障碍。另外，如果出血部位在大脑的右半侧则会导致左半身麻痹，反之，会造成右半身麻痹。

出血部位所掌管的机能会出现障碍。如掌管语言的部位出血就会引起语言障碍。

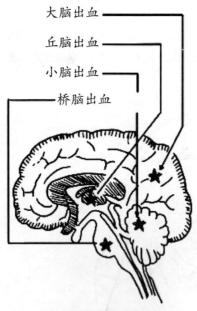

大脑出血
丘脑出血
小脑出血
桥脑出血

脑出血的部位

◆出血部位在丘脑

意识障碍的程度强，有高烧现象、产生知觉障碍，也会出现运动障碍。

◆出血部位在小脑

由于小脑的功能主要是调节肌肉张力并维持身体平衡，因此小脑出血主要表现为共济失调。典型小脑出血现象为恶心头晕、呕吐频繁、难以站立或坐好。严重者会陷入昏睡。

◆出血部位在脑桥

脑桥是脑干的一部分，它和大脑皮质、间脑、小脑、中脑和脊髓等结构都有着紧密的联系，参与全部神经系统的重要活动。因此脑桥出血会引起严重的临床后果，如出现突然昏睡的状态。另外，还有手脚麻痹，呼吸或深或浅，引起呼吸困难。

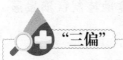
"三偏"

卒中"三偏"症状是指偏瘫、偏身感觉障碍、偏盲三症一同出现的一组症状，是内囊部位病变的主要体征，多见于出血性脑卒中。

（1）偏瘫是患者对侧随意运动障碍。锥体束是指支配随意运动的神经纤维，从大脑皮质中央前回运动中枢的大锥体细胞发出的纤维，下行通过内囊到延髓下端交叉，传入对侧相应的脊髓前角细胞，然后从前角细胞发出纤维支配骨骼肌。当内囊出血时，受损的锥体束是在交叉平面以上，因此瘫痪发生在病变的对侧，出现对侧面、舌瘫及肢体瘫痪。

（2）偏身感觉障碍是指患者对侧的痛觉、温度觉和本体觉障碍。传导痛、温度觉的神经纤维从皮肤感受器经过神经末梢传进脊髓后角，交叉到对侧索上行，经过内囊后肢到大脑皮质中央后回感觉中枢。感觉中枢对传入的刺激进行综合分析给出是热、冷，还是痛刺激的判断。如果内囊部位受损，则中断了对侧偏身痛温觉传导，出现痛温觉障碍。传导本体感觉的感受器受刺激后传入脊髓后索上行到延髓楔束核和薄束核，再从这两核发出的神经纤维交叉到对侧上行经内囊至中央后回。如果内囊受损，则中断对侧偏身本体感觉的传导，出现位置觉丧失等本体感觉障碍。

（3）偏盲是指一侧视束和视辐射的神经纤维、源于两眼同侧的视网膜的神经纤维，经内囊后肢到距状裂视觉中枢和对侧视野对应。如果内囊受损、视辐射受损，则对侧视野偏盲，看不见。

预防与治疗

◆生活要有规律

特别是老人或高血压患者，可以适当做一些力所能及的劳动，但不能过于劳累。

◆控制高血压

控制血压是重点，长期坚持服用降压药，如能将血压控制在 140/90mmHg 以内，则可大大减少脑出血的发生。自身已有糖尿病和肾病的高血压患者，降压目标应当更低一些，最好能将血压控制在 130/80mmHg 之内。

◆保持良好的心态

保持乐观的心态，避免过于激动。做到心平气和，减少烦恼，悲喜勿过，淡泊名利，知足常乐。

◆注意饮食

饮食应注意低盐、低脂、低糖，少吃动物的脑、内脏，

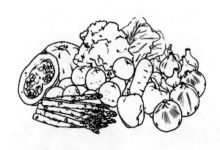

多进食蔬菜、水果、豆制品，配适量瘦肉、鱼、蛋品。

◆预防便秘

大便秘结，排便用力，不仅腹压升高，血压和颅内压也同时上升，很容易使脆弱的小血管破裂而引发脑出

血。应预防便秘，多吃一些富含纤维的食物：包括青菜、芹菜、韭菜及水果等，适当运动以及早晨起床前腹部自我保健按摩，或用适当的药物如麻仁丸、蜂蜜口服，开塞露、甘油外用，可有效防治便秘。

◆防止劳累

体力劳动和脑力劳动不能过于劳累，超负荷工作可诱发脑出血。

◆注意天气变化

冬天是脑出血好发季节，血管收缩，血压容易上升。需

注意保暖，使身体适应气候变化。还要根据自己的健康情况，进行一些适宜的体育锻炼：如散步、做广播体操等，以改善血液循环。

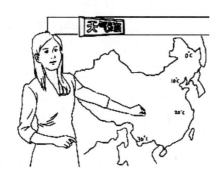

◆经常动左手

日常生活中，尽多用左上肢及左下肢，特别是多用左手，可减轻大脑左半球的负担，又可以锻炼大脑的右半球，以加强大脑右半球的协调机能。医学研究发现：脑出血最容易发生在血管比较脆弱的右脑半球，因此防范脑出血的发生，最好的办法是在早晚时分，用左手转动两个健身球，有助于增进右脑半球的协调机能。

◆密切注意自己身体的变化

注意脑出血的先兆症状，如无诱因的剧烈头痛、头晕、晕厥，有的突感肢体麻木、乏力或一过性失明、语言交流困难等，都应及时就医、检查治疗。

 便秘和脑血管病

人的脑血管主要是为人体的大脑供应血液的。脑血管的功能正常，大脑就会获得充足的营养物质，人体的各种生理活动就能得到正常进行。如果因为脑血管壁的粥样硬化，使血管腔变得狭窄或形成夹层动脉瘤，在各种病因，如情绪激动、精神紧张、用力过猛、血压升高等影响下，导致血管破裂或堵塞，使脑组织的血液循环发生障碍，就会引起脑血管疾病。

脑血管病的发生和高血压、高脂血症、动脉硬化等因素有极大的关系。而便秘者饮食多比较精细，缺少纤维素。由于纤维素能降低血清胆固醇，有利于粪中胆盐、脂肪的排出，因此因缺少纤维素饮食的便秘患者，血脂较高，容易发生动脉粥样硬化。而且便秘患者，很多是因为精神紧张、工作繁忙造成的，这些人容易产生高血压，所以便秘患者易出现高脂血症、动脉硬化和高血压，这些因素会造成脑血管壁的粥样硬化，容易出现脑血管疾病。

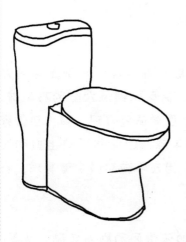

尤其是在已有上述情况存在时，患者由于大便秘结而过分用力排便，导致腹腔压力增高，心脏收缩加强，血压升高，就更容易引起脑血管疾病的发生。

日常保养

◆高蛋白

脑出血患者的饮食不应该一成不变，应根据病情去调节日常饮食。处于急性期的患者，饮食应以高蛋白为主，这样才可以帮助患者更好的稳定病情。除了要注意高蛋白之外，还要注意补充大量的维生素和热量，这对患者的病情恢复以及治疗都非常的重要。

正常情况下急性期的患者每天所需要的高蛋白、高维生素、高热量应以 2300 ～ 2800cal/d 为主，如像鸡蛋、蔬果等，这些食物都是必不可少的。

◆清淡食物

对有过脑出血情况的患者而言，无论有没有留下后遗症也不管脑出血的程度，均必须要对日常饮食进行有效的调理，以此来有效地保护血管健康。这部分患者的日常饮食应当尽量以清淡为主，对于一些辛辣、刺激性的食物应该尽可能的少吃，以免不利于血管健康。除此之外，还需注意限制食盐的摄入量，食盐中含有大量的钠，过量使用很有可能因钠潴留而加重脑水肿。

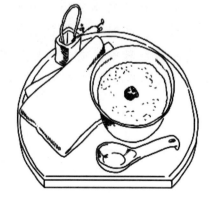

一般情况下患者每天对食盐的摄取量应当少于 3g，这样才能保证患者的健康。而且还要注意少吃些高脂肪的食物，这类食物可能导致血脂增高，从而堵塞血管。

◆缓慢喂食

对于一些刚刚能进食的脑出血患者而言，家属以及护理人员在喂食的时候一定要有耐心，因为这个时候患者的咀嚼能力和吞咽能力都十分的迟钝。所以在喂食的时候必须要慢一点，否则的话很有可能会造成患者呕吐或反呛等。出现这些情况的时候应当让患者暂停休息，防止食物呛入气管引起窒息或吸入性肺炎。另外，这部分患者的饮食还需以清淡、低盐、低脂、适量蛋白质、高维生素、高纤维为主，并且要注意适当地多吃些蔬菜及水果等食物，而对于辛辣食物应该尽可能地避免。

◆忌糖

若患者的体形比较胖的话，那么这个时候患者就必须要让自己适当地减轻体重了。由于体胖者极有可能高血脂，而高血脂又极易并发高血压，同时还有可能会因此而诱发其他疾病。而且肥胖的患者还要注意减少热量摄入，特别要注意控制纯糖的摄入量，以免导致脑出血。

脑CT与MRI相比，何者对诊断脑卒中作用大？

CT与MRI是基于完全不同的物理学原理用作人体检查的设备。CT利用各种组织对X线的不同吸收系数而获得图像，而MRI是利用磁共振现象从人体中得到电磁信号，经计算机处理后得到图像。两者均为目前颅脑病变最主要的影像学检查方法。

　　CT 检查速度较快，对急性脑出血、颅内钙化的检查非常敏感，但对于 24 小时内的急性脑梗死不易显示。而 MRI 对数小时内的超急性脑梗死和对亚急性期脑出血显示敏感。由于 MRI 具有非常高的软组织分辨率，因此已经在颅脑疾病以及其他部位检查方面得到广泛使用。MRI 的不足之处是检查时间较长，且体内若有铁磁性物质属于检查禁忌。

　　但对于有磁共振检查禁忌证的患者，如果安装了起搏器，颅内有金属夹等情况不能行 MRI 检查时，头颅 CT 仍是脑卒中的首选辅助检查。另外，在脑出血和蛛网膜下腔出血急性期，CT 显示高密度对诊断具有极大价值，而 MRI 的信号则取决于血液浓度、红细胞和血红蛋白、水肿情况，随着病程时间的变化，血肿内的血红蛋白逐步演变，从氧合血红蛋白到去氧血红蛋白、高铁血红蛋白，最后至含铁血黄素，不同时期信号随血红蛋白变化而改变，24 小时内、1 周、1 个月到 2 个月其 MRI 血肿信号均在变化之中，所以在急性期的诊断价值远远不如 CT。

　　因此，CT 和 MRI 因其各自优势，在疾病的不同阶段，应互为补充检查手段。

六　颅内动脉瘤

认识疾病

颅内动脉瘤系颅内动脉壁的囊性膨出，是导致蛛网膜下腔出血的首位病因。其发病率在脑血管意外中，仅次于脑梗死与高血压脑出血，位居第三。本病常见于 40～60 岁中老年人，青少年少见。

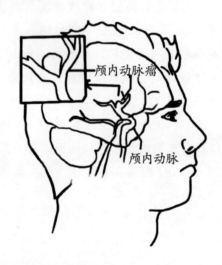

★颅内动脉瘤的病因

◆先天性因素

脑动脉管壁的中层存在裂隙、胚胎血管的残留、先天动脉发育异常或缺陷（如内弹力板及中层发育不良）均为动脉瘤形成的重要因素。先天动脉发育不良不但可发展成囊状动脉瘤，而且可演变成梭形动脉瘤。

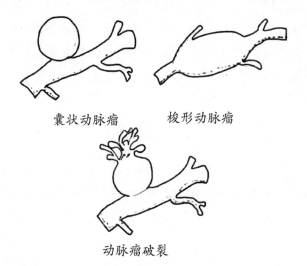

囊状动脉瘤　　　梭形动脉瘤

动脉瘤破裂

◆动脉硬化

动脉壁出现粥样硬化使弹力纤维断裂及消失，动脉壁无法承受巨大压力。硬化造成动脉营养血管闭塞，造成血管壁变性。40～60岁是动脉硬化发展的明显阶段，同时也是动脉瘤的高发年龄。

◆感染

感染性动脉瘤占全部动脉瘤的4%左右。身体各部的感染都可以小栓子的形式经血液播散停留在脑动脉的终末支，少量栓子停留在动脉分叉部。颅底骨质感染、颅内脓肿、脑膜炎等也可能由外方侵蚀动脉壁，产生感染性或真菌性动脉瘤。感染性动脉瘤的外形大多不规则。

脑膜炎

脑膜炎是脑膜或脑脊膜（头骨和大脑之间的一层膜）被感染的疾病。往往伴有细菌或病毒感染身体某一部位的并发症，比如耳部、窦或上呼吸道感染。细菌型脑膜炎是一种非常严重的疾病需及时治疗。若不及时治疗，可能会在数小时内死亡或引发永久性的脑损伤。病毒型脑膜炎则比较严重，但大多数人可以完全恢复，少数有后遗症。

脑膜炎可波及硬脑膜、蛛网膜和软脑膜。硬脑膜炎通常继发于颅骨感染。自从抗生素广泛应用以来，此病的发病率已大大降低。软脑膜炎包括蛛网膜和软脑膜炎症，则比较常见。因此，目前脑膜炎通常是指软脑膜炎。脑膜炎绝大部分由病原体造成，由脑膜炎双球菌引发的流行性脑膜炎是其中最主要的类型；少数则由刺激性化学药品（如普鲁卡因、氨甲蝶呤）造成。脑膜炎包括3种基本类型：化脓性脑膜炎，淋巴细胞性脑膜炎（通常由病毒引起），慢性脑膜炎（可由结核杆菌、梅毒螺旋体、布氏杆菌和真菌引起）。

◆创伤

颅脑闭合性或开放性损伤、手术创伤，因为异物、器械、骨片等直接伤及动脉管壁，或牵拉血管导致管壁薄弱，形成真性或假性动脉瘤。

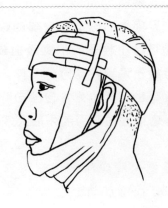

◆其他

另外还有一些少见的原因如肿瘤等也能引起动脉瘤。如颅底异常血管网症、脑动静脉畸形、颅内血管发育异常或脑动脉闭塞等也可伴发动脉瘤。

★颅内动脉瘤的发病机制

动脉壁存在先天因素、动脉硬化、感染或外伤，加上血流的冲击，这是造成颅内动脉瘤形成的原因。

★颅内动脉瘤的病理生理

◆动脉瘤的形成

脑动脉先天性中膜缺陷，在动脉瘤的形成过程发挥内在的决定作用。另外，在血流及血压长期的作用下，使内弹力层向外疝出，疝出的弹力层可出现弹力纤维断裂，并使中膜的缺口扩大，疝出程度增加，如此逐渐发展形成完整动脉瘤。

◆动脉瘤的扩大

动脉瘤发生后，往往进一步发展，出现动脉瘤扩大。高血压是造成动脉瘤逐渐扩大的一个重要后天因素。动脉瘤腔及瘤颈的大小、动脉瘤体扩展的方向等均和动脉瘤的扩大有一定的关系。

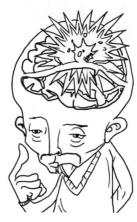

◆动脉瘤的破裂

动脉瘤的破裂通常是由于动脉血管壁的坏死、玻璃样变化、钙化或是动脉瘤内的血流涡流等引起。此外，高血压可增加动脉瘤瘤腔内的张力和

瘤壁的负荷，加快瘤壁的动脉硬化，增加破裂的可能。约
83%破裂的动脉瘤位于囊的顶部。

 高血压对颅内动脉瘤的影响

　　高血压是引起动脉瘤形成和发展的重要因素，颈总动
脉结扎导致的高血流动力学压力增加了高血压对动脉血管
壁的破坏效果。高血压是血流动力学改变的一种形态，它
引起的高血流动力学压力增强颅内动脉分叉处血管壁剪切
力的作用，与此同时，血管损伤处的管壁张力会促进动脉
瘤的扩大。除单纯的机械作用外，高血压造成的动脉壁结
构改变以及功能障碍对动脉瘤的发生、发展具有重要作
用，如血管活性物质失衡、炎性介质的表达会损坏动脉壁
的正常结构，并阻碍受损血管的修复。

★ 颅内动脉瘤的先兆症状

　　40%～60%的动脉瘤在破
裂之前有先兆症状，一般有三种
类型。

　　◆动脉瘤漏血症状

　　表现为头痛、恶心、颈部僵
硬疼痛、腰酸背痛、畏光、乏力、
嗜睡等。

　　◆血管性症状

　　表现为局部头痛、眼眶和颜
面痛、视力下降、视野缺损及眼

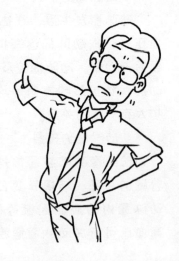

外肌麻痹等，这是因为动脉瘤突然扩大引起的。最有定性和定位意义的先兆症状是眼外肌麻痹，但仅发生在 7.4% 的患者。

 眼外肌麻痹

眼外肌麻痹是因为眼外肌本身或其支配的神经系统受到损害而出现的器质性病变，表现为复视和眼球运动障碍。

未病先防：

（1）增加体育锻炼，使得卫气坚固，风邪无法侵袭。

（2）养成良好的生活规律：慎起居、节饮食、调情志、节房欲。

（3）预防病毒感染：在病毒流行季节，除避免接触传染源之外，可服用抗病毒药物。

（4）增强机体免疫力：对素体虚弱，卫气不固，容易感冒的患者，可服用玉屏风散来坚固卫气。定期注射丙种球蛋白，可增强机体免疫力，防止病毒感染。

（5）对患有高血压病者，应定期测量血压。并对症服用降压药物，如心痛定、降压灵、复方降压片等，避免发生高血压脑病而引起该病。

（6）对习惯性头痛患者，应及时进行确诊检查，并尽早对症治疗。

◆缺血性症状

表现为运动障碍、感觉障碍、幻视、平衡功能障碍、眩晕等。常见于颈内动脉－后交通动脉动脉瘤，可达 69.2%，椎－基动脉动脉瘤则较少见。这可能与动脉痉挛以及血管闭塞或栓塞有关。

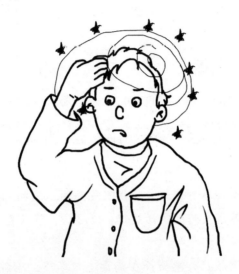

★颅内动脉瘤的出血症状

80%～90%的动脉瘤患者是由于破裂出血引起蛛网膜下腔出血才被发现。出血症状的轻重和动脉瘤的部位、出血的急缓及程度等有关。

◆诱因

部分患者在动脉瘤破裂前通常存在明显的诱因，如重体力劳动、咳嗽、用力大便、情绪激动、忧虑、奔跑、酒后、性生活等。多数患者突然起病，以头痛和意识障碍为最常见且最突出的表现。

◆起病

头痛常从枕部或前额开始，立即遍及全头延及颈项、肩背和腰腿等部位。41%～81%的患者在发病时或发病后出现不同程度的意识障碍。部分患者发病时仅诉说不同程度的头痛、眩晕、颈部僵硬，没有其他症状；部分患者起病突然，表现为突然晕厥、深昏迷、迅速出现呼吸衰竭，甚至于几分钟或几十分钟内死亡；部分患者发病时先呼喊头痛，继之昏迷、躁动、频繁呕吐、抽搐，可在几分钟或几十分钟后清醒，但仍存在精神错乱、嗜睡等表现。

◆ 出血引起的局灶性神经症状

因脑水肿或脑血管痉挛等引发精神错乱（记忆力障碍、虚构等）、偏瘫（7%～35%）、偏盲、偏身感觉障碍、失语以及锥体束征（30%～52%）。7%～36%的患者发生视乳头水肿，1%～7%的患者出现玻璃体下出血等。

脑实质内血肿引起的症状和动脉瘤的部位有关，如大脑前动脉动脉瘤出血经常侵入大脑半球的额叶，引起认知功能障碍、记忆力下降、大小便失禁、偏瘫及失语等。

大脑中动脉动脉瘤出血经常引起颞叶血肿，表现为偏瘫、偏盲、失语或颞叶疝等症状。后交通动脉动脉瘤破裂出血时可产生同侧动眼神经麻痹等表现。脑实质内血肿还能够引起癫痫，多为全身性发作，如脑干周围积血，还可能引起强直性抽搐发作。

◆ 全身性症状

破裂出血后可产生一系列的全身性症状，包括血压升高、体温升高、脑心综合征、胃肠出血。

◆ 再出血

动脉瘤一旦破裂就会反复出血，其再出血率为9.8%～30%。第一次出血后存活的时间愈长，再出血的几率愈小。再出血往往比上一次出血更多，危险性更大，所以对已有出血史的动脉瘤患者应尽早手术，以防止再出血的发生。

锥体束

　　锥体束是下行运动传导束，包括皮质脊髓束与皮质核束。由于其神经纤维主要起源于大脑皮质的锥休细胞，因此称为锥体束。其中部分纤维下行至脊髓，直接或间接终止于脊髓前角运动细胞，称为皮质脊髓束；另一部分纤维终止于脑干内躯体运动核及特殊内脏运动核，称为皮质核束。锥体束在离开大脑皮质后，经内囊及大脑脚至延髓（大部分神经纤维在延髓下段交叉到对侧，然后进入脊髓侧柱），终止于脊髓前角运动细胞。病损经常出现上运动神经元麻痹（亦称中枢性麻痹或强直性麻痹）和锥体束征等。

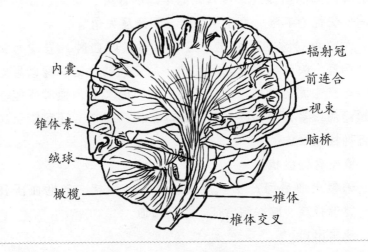

★颅内动脉瘤的诊断与鉴别诊断

◆颅内动脉瘤的诊断依据

对于绝大多数动脉瘤而言，主要是根据自发性蛛网膜下腔出血及脑血管造影来确诊。

◆颅内动脉瘤的鉴别诊断

　　未破裂动脉瘤有局部症状或颅内压升高表现者，以及破裂出血引起蛛网膜下腔出血者，还需要与颅内肿瘤、高血压性脑出血、脑血管畸形、颅脑损伤、烟雾病、血液病、脊髓血管畸形等疾病进行鉴别。

蛛网膜下腔出血

　　蛛网膜下腔出血（SAH）为出血性脑血管病的一个类型，分原发性与继发性两种。原发性蛛网膜下腔出血是因为脑表面和脑底的血管破裂出血，血液直接流入蛛网膜下腔所致，所以又称自发性SAH。继发性SAH是脑实质或脑室出血、外伤性硬膜下或硬膜外出血进入蛛网膜下腔。蛛网膜下腔出血是神经科最常见的急症之一，发病率约为急性脑血管的 6% ～ 10%。

预防与治疗

★ 颅内动脉瘤的预防

◆一级预防

　　一级预防指促进健康并且减少危险因素。这种第一道防线的作用是促进普通人群的健康生活方式，避免接触环境中的有害因素，以此来避免动脉瘤的发生。据目前所知，除了需防止空气、饮水、食物和工作场所的致癌剂与可疑致癌剂外，改变生活方式中的吸烟、饮酒以及其他不良习惯等均为一级预防的内容。

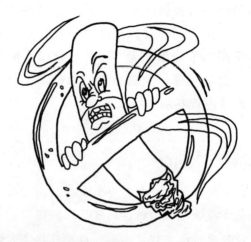

◆预防动脉粥样硬化

注意动脉粥样硬化的预防，避免感染性疾病对血管的损害，加强颅脑外伤时血管损伤的救治。

★颅内动脉瘤的治疗

◆非手术治疗

非手术治疗适用于动脉瘤破裂出血的患者。包括稳定其生命体征、预防动脉瘤的破裂再出血、控制动脉痉挛、降低颅内压、治疗脑积水以及防治其他常见并发症。通常在病情不适合手术或全身情况无法耐受开颅，诊断不明确需进一步检查，患者拒绝手术或手术失败以及作为手术前后的辅助治疗手段等情况时采用。

◆手术治疗

显微外科手术是传统的治疗颅内动脉瘤方法。目前开颅手术主要有动脉瘤颈夹闭术、载瘤动脉夹闭及动脉瘤孤立术、动脉瘤包裹加固术等。

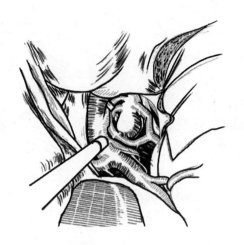

血管内介入治疗

血管内介入治疗已经成为颅内动脉瘤治疗的主要方法之一。血管内治疗通常适用于：高龄患者、存在麻醉或手术的高危因素、Hunt-Hess 分级较差、外科手术不能夹闭、动脉瘤的部位手术很难到达或存在较高的手术风险（存在争议）。目前导管与栓塞材料还在不断改进和创新，应用技术还在不断完善和探索，包括球囊塑形技术、复杂弹簧圈栓塞和支架辅助栓塞技术等。

日常保养

◆ 保持情绪稳定

人的情绪主要受精神意志的影响。保持愉快稳定的情绪，应提高道德修养，树立远大理想，保持健康的身心状态，还要学会适应外部条件的变化，自觉运用积极情绪抵御消极情绪。

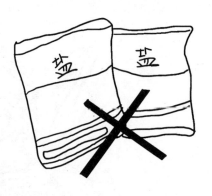

◆注意饮食

▲低盐

食盐摄入过多，所含的钠离子可增加血容量，加重心脏负担，使血压升高。

▲低脂

应避免动物性脂肪的摄入，应食用植物油。可进食优质蛋白质，如瘦肉、鱼类等。

▲低糖

血糖的控制和饮食的关系更加密切，而且非常重要。每天要定时定量，控制糖类（包括淀粉等）物质的摄入，定期检查血糖。

七　脑动静脉畸形

认识疾病

脑动静脉畸形（AVM）是脑血管发育异常造成畸形中最常见的一种，占脑血管畸形的90%以上。本病可发生在脑的任何部位，病灶左右侧分布基本相同。90%以上位于小脑幕上，位于脑的浅表或深部。

★脑动静脉畸形的病因及发病机制

◆脑动静脉畸形的病因

脑动静脉畸形是一种先天性疾病，是胚胎发育过程中脑血管发生变异而形成的。通常认为，在胚胎第45～60天时发生。

◆脑动静脉畸形的发病机制

脑动静脉畸形常以颅内出血与脑盗血引起的症状起病。发病的根本原因是AVM病灶中动静脉之间缺少毛细血管结构，动脉血直接流入静脉，血流阻力突然降低，导致局部脑动脉压下降、脑静脉压升高，由此产生一系列血流动力学的紊乱及病理生理过程。

脑血管畸形属于先天性中枢神经系统血管发育异常，可分为5种形式：①动静脉畸形；②海绵状血管瘤；③毛细血管扩张；④静脉畸形；⑤血管曲张。其中以动静脉畸形最为多见，且多数发生在大脑半球，海绵状血管瘤次之，其余则比较少见。

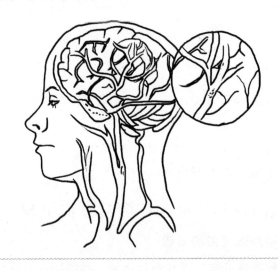

★脑动静脉畸形的病理生理

◆出血

多种因素可引起颅内出血。

（1）大流量的血液导致管壁结构异常的动脉扩张扭曲，血管壁进一步遭到破坏，一旦血管壁无法承受血流压力时就会局部破裂出血。

（2）AVM 伴发的动脉瘤破裂出血，动脉瘤的病灶出血率高达 90% ~ 100%。

（3）大量血流冲击畸形血管团的引流静脉，管壁较薄的静脉局部扩张为囊状或瘤状，容易破裂出血。

（4）因为大量血液通过 AVM 内的动静脉瘘管，由动脉迅速进入静脉，局部脑动脉压下降，导致病灶周围脑组织得不到正常的灌注，动脉血流向 AVM 区，出现"脑盗血"现象。

出血与 AVM 的大小

AVM 的大小和出血的危险有一定相关性。通常认为，小型 AVM（最大径＜2.5cm）的出血率相对较高。可能是因为这类畸形血管的口径较小、动脉压下降幅度小，而且管壁亦薄，所以在较高压力的血流冲击下，血管破裂的几率较大。相反，大型 AVM（最大径＞5cm）的血管口径较大，动脉压下降幅度也较大，而且血管壁较厚，可以承受较高的血流压力，破裂的几率则较小。

◆脑盗血

由盗血波及脑缺血的范围比畸形血管团的范围大，由此产生的症状与体征也比病变区相应的功能改变广泛。畸形血管团越大，盗血量越多，脑缺血的程度越重。小型 AVM 盗血量小，不出现临床症状。严重的缺血可引发癫痫、短暂性脑缺血发作或进行性神经功能缺失，如躯体感觉障碍或偏瘫等。

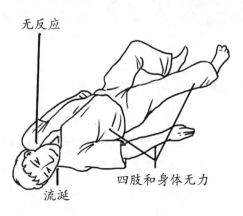

无反应

流涎

四肢和身体无力

◆脑过度灌注

一旦脑灌注压升高，超过脑血管自动调节功能阈值的上限时，有自动调节功能障碍的动脉不但不收缩反而急性扩张，脑血流量随灌注压呈线性递增，即发生脑过度灌注，表现为局部静脉压上升，周围脑组织静脉血流受阻而突然出现脑肿胀、脑水肿、颅内压升高、广泛的小血管破裂出血等一系列现象，尤其是在巨大型高流量的 AVM（最大径＞6cm）切除后非常容易发生。

◆颅内压增高

AVM 本身没有占位效应，但很多患者表现为颅内压增高。

 癫 痫

癫痫是慢性反复发作性短暂脑功能失调综合征。以脑神经元异常放电引发反复痫性发作为特征。癫痫是神经系统常见疾病之一，患病率仅次于脑卒中。癫痫的发病率和年龄有关。通常认为 1 岁以内患病率最高，其次为 1 ~ 10 岁以后逐渐降低。我国男女比例为 1.15:1 ~ 1.7:1，种族患病率没有明显差异。

★ 脑动静脉畸形的临床表现

◆出血

通常没有明确发病诱因，常以畸形血管破裂出血，引起脑内血肿或蛛网膜下腔出血为首发症状，占 52% ~ 70%。往往发病突然，与患者的体力劳动及情绪波动有关。表现为突然剧烈头痛、颈部僵硬，伴有恶心、呕吐，可有一定程度的意识障碍。不同部位病变与出血，可出现偏瘫、偏盲、失语以及偏侧感觉障碍、共济失调等定位体征。

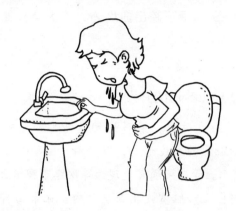

◆抽搐

约有一半以上患者癫痫发作，表现为大发作或局灶性发作。以额叶、顶叶及颞叶的 AVM 抽搐发病最多，特别是大型、大量盗血的 AVM 患者。

◆头痛

半数以上患者具有长期头痛史，类似偏头痛，局限于一侧，可自行缓解，通常表现为阵发性非典型的偏头痛，可能和脑血管扩张有关。出血时头痛比平时剧烈，多伴呕吐。

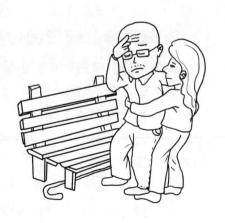

◆进行性神经功能障碍

发生率为 40% 左右，主要为运动或感觉性功能障碍。常见于较大的 AVM。

◆其他

巨大型特别是涉及双侧额叶的 AVM 可伴有智力减退。较大的 AVM 累及颅外或硬脑膜时患者自觉颅内有杂音。幕下的 AVM，除蛛网膜下腔出血以外，较少有其他症状，不易发现。

 脑动静脉畸形的并发症

AVM 的继发改变，最多见的是畸形血管破坏，血肿形成，畸形血管的血栓形成，脑缺血、脑胶质增生以及脑萎缩等。畸形血管破裂通常表现为蛛网膜下腔出血、硬膜下出血、脑内出血和脑室内出血。脑内出血常由 AVM 引发，并形成血肿，表现为血管移位的占位改变，也可有造影剂外溢以及动脉痉挛等表现。脑缺血可因脑部盗血导致，使缺血区脑组织萎缩，脑胶质增生。

★脑动静脉畸形的诊断与鉴别诊断

◆脑动静脉畸形的诊断依据

（1）年龄在 40 岁以下。

（2）突发蛛网膜下腔出血。

（3）出血前具有癫痫史或轻偏瘫、失语、头痛史，而无明显颅内压增高者。

（4）CT 和 MRI 上的相关表现。

（5）确诊有赖于数字减影血管造影（DSA）。

◆脑动静脉畸形的鉴别诊断

（1）脑海绵状血管瘤也是造成青年人反复出现蛛网膜下

腔出血的原因之一。需要手术切除和病理检查才能与动静脉畸形相鉴别。

（2）原发性癫痫常见于儿童。CT 和 MRI 扫描有助于鉴别诊断。

（3）脑动脉瘤是蛛网膜下腔出血最常见的原因，多在 40 ~ 50 岁起病，并且女性多发。患者常有高血压、动脉硬化史。根据脑血管造影不难鉴别。

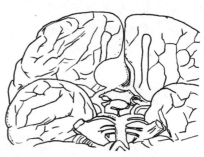

（4）静脉性血管畸形较罕见，有时可破裂出血引起蛛网膜下腔出血，并可引起颅内压增高。CT 扫描显示低密度区，强化扫描可见病变增大。

（5）烟雾病多见于儿童和青壮年，儿童以脑缺血为主要症状，成人以颅内出血为主要表现。明确鉴别诊断有赖于脑血管造影。

（6）脑动静脉畸形还应与血供丰富的胶质瘤、转移瘤、脑膜瘤及血管母细胞瘤进行鉴别。根据发病年龄、病史、病程、临床症状体征等不难鉴别，CT 和 MRI 扫描有助于明确鉴别诊断。

 神经胶质瘤

神经胶质瘤简称胶质瘤，也称胶质细胞瘤，是最常见的原发性中枢神经系统肿瘤，约为颅内原发肿瘤的一半，广义是指所有神经上皮来源的肿瘤，狭义是指源于各类胶质细胞的肿瘤。根据世界卫生组织（WHO）1999 年的分类方法分为星形细胞瘤、室管膜瘤、少支胶质瘤、脉络丛瘤、混合性胶质瘤、胚胎性肿瘤、来源不肯定的神经上皮组织瘤、松果体实质肿瘤、神经元及神经元神经胶质混合瘤、神经母细胞瘤肿瘤。

预防与治疗

★脑动静脉畸形的预防

◆预防再次出血

（1）休息：出血发生后需卧床休息，保持安静，避免情绪激动，保持大便通畅。

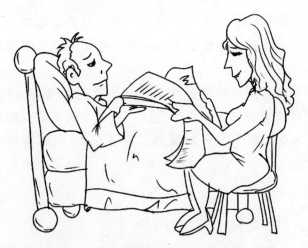

（2）药物治疗：遵医嘱使用止血剂、镇静剂、脱水剂，维持血压在正常水平，降低颅内压。

◆预防和处理并发症

密切观察生命体征、神志、瞳孔、伤口、引流等变化，注意有无颅内压升高迹象。遵医嘱给予抗菌药物预防感染、降低颅内压。使用药物降低血压时，注意观察有无头晕、意识障碍等脑缺血症状；如果有，及时通知医师处理。使用氨基己酸时，应注意观察有无形成血栓的迹象。注意动脉瘤栓塞治疗后脑缺血并发症。

◆其他

规律生活，避免暴饮暴食、酗酒，防止蛛网膜下隙出血或脑出血。对高血压和癫痫发作者，遵医嘱按时服用降压药物和抗癫痫药物。

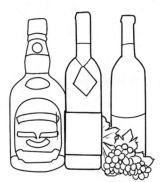

★脑动静脉畸形的治疗

◆治疗目的

AVM 的治疗目的是避免出血，减轻或纠正"脑盗血"，改善脑组织血供，缓解神经功能障碍，防止癫痫，提高患者生活质量。

◆动静脉畸形切除术

患者有下列情况之一，而造影检查确定畸形血管可以切除者：

（1）自发性蛛网膜下腔出血史。

（2）癫痫频发，药物治疗效果不理想者。

（3）有进行性神经系统定位性损害症状或智力减退者（盗血综合征）。

（4）合并颅内血肿或颅内高压者。

◆血管内介入栓塞术

血管内治疗始于 20 世纪 60 年代，主要用于手术无法处理的深部 AVM，使病灶缩小或完全闭塞，有助于手术或放射治疗。

◆立体定向放射治疗

放射治疗是近 20 年来发展起来的疗法，主要有 γ 刀、X 刀、质子束、直线加速器等。主要应用于直径小于 3cm，位置深在、凶险，病变位于主要功能区，不适合手术的 AVM，或血管内治疗难度较大以及对开颅手术及血管内栓塞后残留病灶的补充治疗。

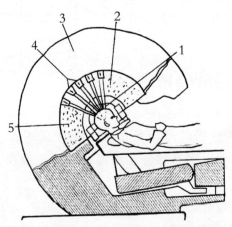

1.准直器头盔 2.主体 3.防护层 4.放射性钴源 5.外准直器

◆动静脉畸形栓塞术

（1）单纯畸形血管及供应动脉栓塞术：通常用于非功能区，小血管畸形，只有一支供应动脉的单纯病变。

（2）术前畸形血管供应动脉栓塞术：多用于高血流的广泛或多发性病变不能切除者，或用于广泛血管畸形切除术前，作为一种辅助性手术，可防止术后高灌流合并症。

（3）γ刀放射治疗前的预治疗：术前通过畸形血管栓塞使畸形血管收缩到一定大小后（小于3cm）进行γ刀放射治疗。

γ刀

γ刀是利用立体定向技术进行病变定位，用小野集束单次大剂量非共面旋转照射靶区，使得病变组织坏死的一种技术。因为高剂量集中在靶区，周围正常组织受照剂量很小，射线可起到类似手术刀的作用，所以称γ刀。立体定向放射手术仅用于治疗颅内小于3cm的良、恶性病灶。

日常保养

◆饮食

▲糖类

葡萄糖是提供热量的主要物质。脑动静脉畸形的患者可选择多进食一些粗粮、杂粮以及淀粉类食物如红薯、白薯、山药等。

▲水果和蔬菜

新鲜的水果蔬菜中含有丰富的维生素与微量元素以及促进肠道蠕动的纤维素和果胶。

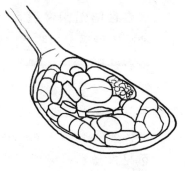

◆用药

血压高的患者，坚持在医生指导下用药。不可随意更改药量或停服药物，防止血压升高、诱发出血。

八 脑梗死

认识疾病

脑梗死（TOAST）又叫做缺血性脑卒中，是指由于脑部血液供应障碍，造成局限性脑组织缺血、缺氧性坏死，约占全部脑卒中的80%。

★脑梗死的常见类型

TOAST 分型法则依据临床特点及影像学、实验学检查等将缺血性脑卒中分为 5 个亚型：包括大动脉粥样硬化性卒中、心源性脑栓塞、小动脉闭塞性卒中（脑腔梗）、其他原因引发的脑卒中、原因不明的卒中。

★脑缺血性病变的病理分期

◆超早期（1～6小时）

病变区脑组织常没有明显改变，可见部分血管内皮细胞、神经细胞及星形胶质细胞肿胀，线粒体肿胀空化。

◆急性期（6～24小时）

缺血区脑组织苍白，出现轻度肿胀，神经细胞、星形胶质细胞及血管内皮细胞呈明显缺血性改变。

◆坏死期（24～48小时）

可见大量神经细胞凋亡，胶质细胞坏变，中性粒细胞、单核细胞、巨噬细胞浸润，脑组织明显水肿。

◆软化期（3天～3周）

病变区液化变软。

◆恢复期（3～4周后）

液化坏死的脑组织被吞噬、清理，胶质细胞增生，毛细血管增多，小病灶导致胶质瘢痕，大病灶形成中风囊，这一阶段可持续数月至2年。

局部动脉血供中断引起的梗死通常为贫血性梗死，即白色梗死。若梗死区继发出血则称为出血性梗死或红色梗死。脑栓塞及接近皮质的脑梗死更容易继发出血。

★ 半暗带

脑组织对缺血、缺氧损害极其敏感，阻断脑血流30秒钟脑代谢就会发生改变，1分钟后神经元功能活动停止，脑动脉闭塞导致供血区缺血超过5分钟后，神经细胞就能发生不可逆性损害，出现脑梗死。急性脑梗死病灶由中心坏死区以及周围的缺血半暗带组成。如果把脑梗死病灶比喻成战场，那么在战场的中心坏死区的士兵们，也就是脑组织，已经阵亡，这是由于缺血而产生了不可逆的损害；而战场边缘，也就是半暗带的脑组织还有大量伤员可以通过救治挽回生命，这是由于半暗带仍存在大动脉残留血流和（或）侧支循环，缺血程度相对较轻，若血流迅速恢复使脑代谢改善，损伤仍为可

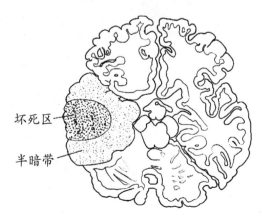

坏死区

半暗带

逆性，神经细胞仍可存活并逐渐恢复功能。

但是随着战争的继续，战场范围的扩大，在边缘的伤员如果得不到救治，也会死亡。因此在有效的时间内，保护并挽救半暗带内可逆性损伤的神经元是急性脑梗死治疗的重点。

★大动脉粥样硬化性卒中和脑血栓形成

大动脉粥样硬化性卒中是指脑动脉的主干或其皮质因动脉粥样硬化性病变，管腔明显狭窄（＞50%）、闭塞或斑块脱落栓塞，导致脑局部供血区血流中断，发生脑组织缺血、缺氧，软化坏死，出现相应的神经系统症状和体征。

通常提到的脑血栓就是因为大动脉粥样硬化造成的。脑血管的粥样硬化导致血管壁增厚，管腔狭窄，在某些条件下，如血压降低，血流缓慢，血黏稠度增高，血小板等凝血因子在血管内凝聚成块，就会形成血栓，导致血管闭塞，出现"中风"现象。

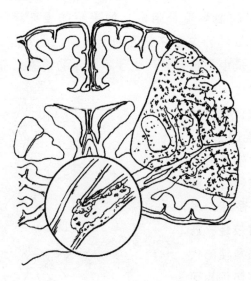

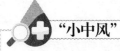"小中风"

　　俗称的"小中风"是指短暂性脑缺血发作（TIA），出现暂时性（一过性）局灶性脑功能障碍。它的特点是产生突然发生的、持续几分钟到几小时的某一区域脑功能障碍，可在24小时内完全恢复正常，不留神经功能缺损。高发于中年以后，发作频率因人而异，可在24小时内发作数十次，也可以几个月发作1次，有的人反复发作数十次也没有发生完全性脑卒中，有的则仅发作1～2次就会发生完全性脑卒中。每次发作的临床表现大多相似，是因为同一脑动脉供应区的反复缺血所致。

　　未经治疗的短暂性脑缺血发作患者，约1/3进展为脑梗死，俗称"大中风"；1/3继续发作；1/3自行缓解。短暂性脑缺血发作短期内多次发作，往往是发生严重脑梗死的前兆。

◆动脉粥样硬化和血栓形成的过程

　　脑卒中的发生是因为血管的病理改变过程引发的。而动脉硬化则是这种病理改变最具代表性的一种。

　　当脑动脉硬化发生时，因为血管壁弹性减退，血管对血压的调节作用下降，血压容易产生波动；另一方面，脑动脉硬化患者血脂高，在动脉内膜和中层形成粥样斑块，部分造成动脉内壁增厚，并伴有内壁上的胆固醇斑块糜烂，这种溃烂在血管中容易形成血块和其他栓塞物，导致血流停止，引起局部缺血性脑卒中。

　　动脉粥样硬化的病变主要出现在动脉内膜，随着疾病的发展，血管壁重塑、斑块向血管腔累及，造成血管狭窄；斑块破裂、脱落，导致动脉壁内胶原纤维暴露，血小板在局部聚集形成血栓，加重血管腔阻塞；斑块及血栓脱落，则形成栓子，顺血流阻塞远端血管；斑块造成脑供血大动脉狭窄，颅内低灌注，一旦发生血流动力学异常，即可引起分水岭脑梗死。以上机制可分别或复合作用造成动脉血流受阻，使得相应脑组织缺血、缺氧。

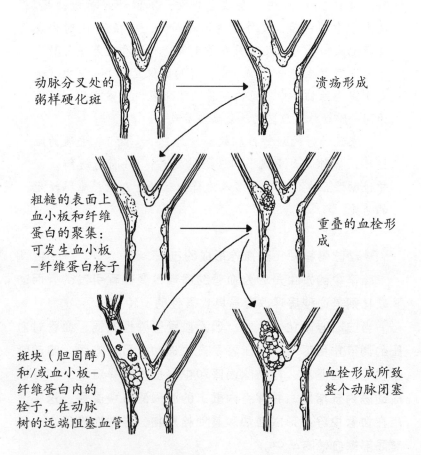

动脉分叉处的粥样硬化斑

溃疡形成

粗糙的表面上血小板和纤维蛋白的聚集：可发生血小板-纤维蛋白栓子

重叠的血栓形成

斑块（胆固醇）和/或血小板-纤维蛋白内的栓子，在动脉树的远端阻塞血管

血栓形成所致整个动脉闭塞

◆动脉粥样硬化的病因

动脉粥样硬化为缺血性脑卒中常见病因之一。动脉粥样

硬化的形成是一个复杂的过程，已知的危险因素和缺血性脑卒中的发生及发展密切相关，大致可分为两大类。一类是不可干预的，包括年龄、性别、遗传和种族等；另一类则是可干预的。可干预的危险因素对于降低脑卒中的发病率、复发率以及死亡率等有着重要的作用。可干预的危险因素主要包括以下几点：

▲高血压

高血压是重要且独立的脑卒中危险因素。无论收缩压还是舒张压增高都会增加脑梗死的发病风险，并呈线性关系。高血压患者动脉粥样硬化患病率增加，且发病更早、病变更重，因此发生大动脉粥样硬化性卒中的风险升高。高血压促发动脉粥样硬化的具体机制尚未完全明确，可能与血压直接作用于血管壁的应力增高有关。

▲血脂异常

高胆固醇血症与高甘油三酯血症都是动脉粥样硬化的危险因素，血浆低密度脂蛋白（LDL）、极低密度脂蛋白（VLDL）以及乳糜微粒（CM）与动脉粥样硬化的发生有密切关系，而高密度脂蛋白（HDL）却具有抗动脉粥样硬化的作用。所以血浆 LDL、VLDL、CM 水平增高和 HDL 水平降

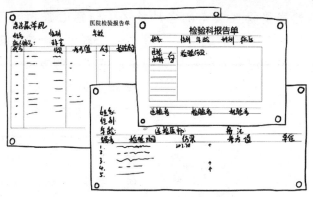

低均可增加大动脉粥样硬化性卒中发生的风险。

▲糖尿病

糖耐量异常或糖尿病患者发生脑卒中的可能性可比一般人群成倍增加。糖尿病患者发生动脉硬化、高血压、高脂血症和脑梗死的可能性增加。高血糖可进一步加剧脑梗死后的脑损害。

▲吸烟和酗酒

吸烟致动脉粥样硬化的机制可能和内皮细胞损伤、血-氧化碳浓度升高相关。此外，尼古丁刺激交感神经可使血管收缩、血压升高。脑梗死危险性和吸烟量及持续时间相关，戒烟2年后脑梗死的危险性才会下降。酗酒者脑梗死的发病率升高，但少量饮酒一般并不构成脑梗死的危险。

▲其他危险因素

包括体力活动减少、饮食（包括高摄盐量及肉类、动物油的高摄入）、超重、药物滥用、口服避孕药、感染、血液病及血液流变学异常导致的血栓前状态或血黏度增加等也与脑梗死的发生有关。

★脑栓塞

脑栓塞是指血液中的各种栓子（包括心脏内的附壁血栓、动脉粥样硬化的斑块、纤维软骨、脂肪、肿瘤细胞以及空气等）随血流进入脑动脉而阻塞血管，当侧支循环无法代

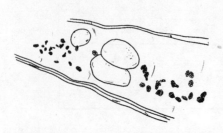

偿时，引起该动脉供血区脑组织缺血性坏死，出现局灶性神经功能缺失。脑栓塞常发生于颈内动脉系统，椎基底动脉系统比较

少见。脑栓塞约占缺血性脑卒中的 15% ~ 20%。

脑栓塞的病理病变和脑血栓形成所致的脑梗死基本相同，但是因为栓子多发且易破碎，有移动性或可能带菌（炎性或细菌栓子），所以栓塞性脑梗死多为多灶性，可伴脑炎、脑脓肿、局限性动脉炎及细菌性动脉瘤等。

约 30% 以上的栓塞性脑梗死合并出血，是因为栓塞血管内栓子破碎向远端移动，恢复血流后，栓塞区缺血坏死的血管壁在血压的作用下开始出血。

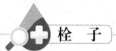

栓　子

栓子是一个医学名词，是指进入血液循环系统的自体或外来的异物。阻塞机体血管，并使对应区域的组织或器官因缺血而坏死。分为心源性、非心源性以及来源不明性三种。心源性的最为常见。凡是未阐明来源的，习惯上都是指心源性的。

◆ 心源性栓塞

心源性脑栓塞是心脏来源的栓子随血流进入脑动脉而使血管发生急性闭塞，引起相应供血区脑组织缺血坏死，出现局灶性神经功能缺损。

心源性栓塞是脑栓塞的最多见的类型，占脑栓塞的 60% ~ 75%，约有 75% 的心源性栓子栓塞在脑部。

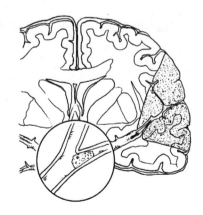

◆引起心源性栓塞的常见心脏病

▲心房颤动

心房颤动是引发心源性栓塞的最常见原因，又分为瓣膜病性房颤、非瓣膜病性房颤以及无器质性心脏病性房颤。发生房颤的心脏收缩性下降，心腔内血流缓慢甚至淤滞，易导致附壁血栓形成，栓子脱落随着血流阻塞脑动脉，引起相应供血区的缺血缺氧性坏死，就是脑栓塞。

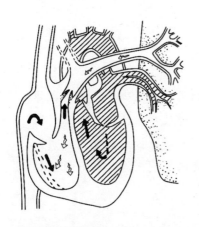

▲心瓣膜病

指先天性发育异常或后天性疾病（如风湿性心内膜炎）引起的心瓣膜病变。受损瓣膜可造成血流动力学异常，瓣膜上赘生物形成、机化、脱落，或继发附壁血栓脱落，均可进入血流，形成栓子。

▲感染性心内膜炎

心内膜受损，表面形成含细菌的赘生物，如果脱落形成含细菌的栓子并导致脑栓塞，则可能引发颅内感染。

▲心脏手术

手术中和术后均可发生，如体外循环产生的空气栓子，或是脱落的瓣膜组织，或人工瓣膜上形成的血栓脱落，均可引起脑栓塞。

◆心源性栓子的来源

产生心源性栓子的各种疾病在 TOAST 分型法中被分为高度及中度危险因素。

脑出血、脑血栓和脑栓塞

脑出血、脑血栓和脑栓塞三种疾病在如下方面有所差异。

（1）三种疾病的发病机制不同：脑出血为出血性脑卒中的一种。它的病因是脑血管破裂，血液进入周围脑组织，一方面使颅内压力升高；另一方面，由破裂血管供血的脑细胞会由于得不到血液供应而缺血缺氧死亡。

脑血栓与脑栓塞，均属于缺血性脑卒中，但前者是"本地商品"，后者是"进口商品"。

脑血栓是容易导致脑梗死的危险因素之一。它的病因是在脑血管内形成血栓，阻塞脑血管，造成由它供血的脑细胞缺血缺氧死亡。因为动脉硬化可使血管壁凸凹不平，不光滑，所以血液成分容易沉积下来，形成血栓；血液黏稠度高的人，血流速度慢，血液里的东西也容易沉积下来，形成血栓。因此，动脉硬化、血液黏稠度高，均是脑血栓的高危因素。

脑栓塞是缺血性脑卒中——脑梗死的一种。虽然也是脑血管被栓子阻塞，但栓子是从别的地方来的。如房颤患者心脏内常有血栓，血栓脱落，就有可能随着血流流到脑子里，堵住脑血管。

（2）三种疾病的发病症状不同：偏瘫是它们的共同症状。因为无论什么原因，最终都会导致脑细胞因为供血障碍而死亡。但脑出血患者，发病急，多伴有剧烈头痛、呕吐。

脑栓塞患者，因为栓子也是突然脱落，所以发病也比较急，但通常没有头痛、呕吐症状；脑血栓则发病相对较缓，往往是睡了一夜觉，第二天醒来，发现半身不遂，多无头痛、呕吐症状。

（3）三种疾病预后不同：脑出血发生凶险，患者容易发生脑疝死亡。但只要救治及时，平安度过危险期，后遗症一般比较轻微；脑血栓和脑栓塞则不同，虽然死亡率低，但发生后遗症的可能性大，致残率高。

（4）三种疾病治疗手段不同：脑出血以止血、脱水（避免形成脑疝）、降血压为主。脑血栓、脑栓塞则以溶栓、降纤维蛋白、抗凝、抗血小板凝聚为主。治疗的关键在于早，越早越好，特别是不要超过6小时。

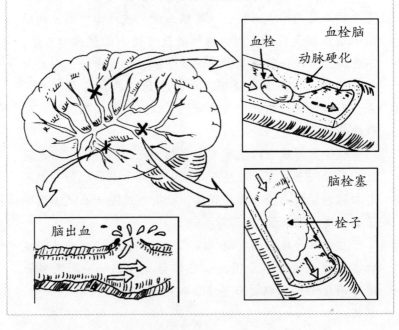

★小动脉闭塞性卒中（脑腔梗）

小动脉闭塞性卒中又叫做腔隙性脑梗死，简称脑腔梗。它是指大脑半球及脑干深部小穿通动脉发生病变、闭塞，形成小的缺血性梗死。

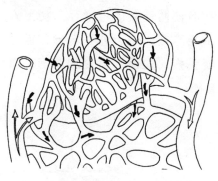

◆脑腔梗的病因

脑腔梗的病因主要是颅内小血管病变造成相应脑组织缺血坏死，是一类缺血性卒中。

目前主要认为是高血压导致脑部小动脉和微小动脉透明变性、硬化、纤维素样坏死，使得血管腔闭塞，形成小的缺血性梗死灶。当血流动力学异常，如血压突然降低，可使已严重狭窄的动脉远端血流显著减少而形成腔隙性脑梗死。

★清晨容易发生脑梗死的原因

早上容易发生脑梗死，目前认为除了高血压、动脉粥样硬化等因素是直接造成血管病变这一基本病理基础外，还和机体的动脉血压、血浆中儿茶酚胺及纤维蛋白原活性等生理性昼夜改变有关。

◆血压有昼夜波动

入睡后，血压会自然下降一些，血流也随之变慢，成为清晨发生脑梗死的生理病理基础。

◆睡眠姿势

睡眠时姿势的固定侧卧位，经常使颈部扭曲，压迫了颈部的血管，造成脑的供血不足或静脉回流不畅，可能与脑梗死发生有一定的关系。

◆ 24 小时血液黏稠度变化

通过连续抽血化验 24 小时血液黏度，发现人体在早晨 2 时到 6 时血液中儿茶酚胺、纤维蛋白原活性增强，红细胞压积和血液黏度均相对增高，从而使血液凝固性增强，加上人们经过夜间长时间的睡眠，不吃不喝，没有补充水分，但仍继续有肾小球滤过，造成体液丢失，血液变得更加浓缩，血液黏度更大，所以容易发生脑梗死。

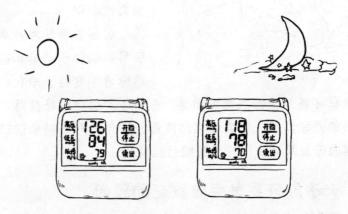

具有脑卒中危险因素的老年人，在睡前适当地喝些白开水，对防止脑梗死有一定好处。此外，夜间睡眠姿势也应注意，防止因固定侧卧而引起颈部血管受压。有高血压的患者应注意不要让血压降得太低，尤其是夜间。

★脑梗死的先兆症状

脑梗死有很多先兆，虽然这些症状不是脑梗死的特异性症状，也有可能是其他原因引起的，但是也需提高警惕。一旦发现这些先兆症状，应及时去医院就诊。

◆头晕、头痛

头晕、头痛突然加重或由间断性头痛变为持续性剧烈头痛。通常认为头痛、头晕多为脑梗死的先兆。脑梗死（缺血性脑卒中）和脑出血（出血性脑卒中）的区别在于脑出血多在动态下起病，并伴有头痛、呕吐、意识障碍、血性脑脊液等。

◆短暂性视力障碍

表现为视物模糊，或视野缺损，视物不完整，这种现象多在一小时内自行恢复，是比较早的脑梗死预报信号。

◆一过性黑蒙

指正常人突然出现眼前发黑，看不见物体，数秒或数分钟即可恢复常态，既没有恶心、头晕，也无任何意识障碍。是脑血管病的最早报警信号。

◆语言与精神改变

指发音困难，失语，写字困难；个性突然改变，少言寡语，表情淡漠或急躁多语，烦躁不安，或出现短暂的判断或智力障碍，嗜睡。

◆困倦与嗜睡

表现为哈欠连连，是脑缺氧，尤其是呼吸中枢缺氧的反应。随着脑动脉硬化加重，动脉管腔越来越窄，脑缺血严重恶化。80% 左右的人在缺血性脑梗死发作 5 至 10 天前，频频打哈欠。因此，千万不要忽略了这一重要的报警信号。

◆剃须刀落地现象

是指在刮脸过程中，当头转向一侧时，突然觉得持剃须刀的手臂无力，剃须刀落地，同时将伴有说话不清，但在 1 ~ 2 分钟可完全恢复正常。提示缺血性脑梗死随时可能发生。

◆躯体感觉与运动异常

如发作性单侧肢体麻木或无力，手握物体掉落，原因不明的晕倒或跌倒，单侧面瘫，持续时间在 24 小时以内。追访观察，这类现象发生后 3 ~ 5 年，约有半数以上的人发生缺血性脑梗死。

预防与治疗

脑梗死的一级预防是指在没有发生脑梗死的人群中，对可干预的脑血管病危险因素进行合理预防、控制及治疗，其目的是降低无症状患者的卒中风险。

◆控制危险因素

▲高血压

高血压患者应改善生活方式，进行个体化药物治疗，保持血压在正常水平。高血压前期（ 120 ~ 139/80 ~ 90mmHg ）并伴发充血性心力衰竭、心肌梗死、糖尿病或慢性肾衰时，应该予以抗高血压药物。

▲糖尿病

应正规监测血糖，并将改善生活方式，个体化药物治疗，合理控制血糖水平。糖尿病患者更应严格控制血压，目标为 130/80mmHg 以下。

▲血脂

应该定期测量血脂，尤其是血胆固醇水平。根据危险分层选用控制饮食、进行体育锻炼、服用不同降脂药物等方法控制血脂。

◆抗血小板

对于有脑梗死危险因素的高危人群可咨询医生，按时服用阿司匹林进行一级预防。

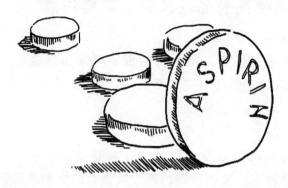

◆积极运动

体育锻炼能够增强体质，提高抗病能力，改善新功能，促进血液循环，增强脑部血液灌注，而且能降低血液黏度，减少血栓的形成。但是必须注意，剧烈和过度的运动并不适合老年人，因为这类运动可以使血压升高，从而诱发脑卒中。老年人可进行轻松平缓的运动，如慢走、慢跑、太极拳等。

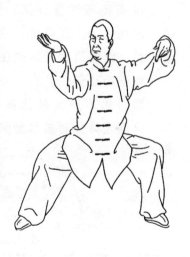

◆养成良好生活习惯

戒烟、避免酗酒、低盐低脂饮食以及控制体重。

日常保养

★脑梗死患者在饮食上需要注意

◆低盐

食盐摄入过多，所含的钠离子可使血容量增加，增加心脏负担，使血压升高。因此每日的食盐摄入量应在 6g 以下。

◆低脂

应限制动物性脂肪的摄入，如猪油、牛油、羊油、奶油、动物内脏、鱼子、肥肉等，其含有的饱和脂肪酸可使血液中的胆固醇浓度升高，加速动脉硬化发生。应食用植物油，如花生油、芝麻油、豆油等，它们中的不饱和脂肪酸含量较高，能够延缓动脉硬化发生。

◆蛋白适量

每日摄入一定量的蛋白质，如瘦肉、鱼类、各种豆制品，以满足身体对氨基酸的需要。

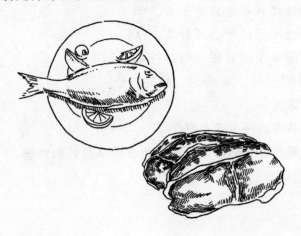

◆多吃些新鲜的蔬菜和水果

★脑梗死患者在进行康复运动时需要注意

不完全性瘫痪或完全性偏瘫患者，随着病情的稳定及肌力的进步，应主动进行肢体功能锻炼，以达到恢复肌力，增加关节活动范围，改善肢体与肌肉的协调能力。主动运动应根据患者的肌力情况，采用不同的方法。

总的原则是训练动作由简到繁，活动范围逐渐扩大。由单一关节到整体活动，时间由短到长，强度由弱到强，循序渐进，不能操之过急。并应做好防护，以免造成关节及肌肉损伤。

不能下床的患者，自己要外展肩关节，同时还要做向后的活动，屈曲和伸展肘关节、腕关节，并做握拳和伸掌运动。下肢要坚持外展与内旋运动，屈曲下肢，以锻炼下肢的肌力和关节的功能。患者上肢的锻炼，除做必要的伸、屈等动作外，还应锻炼患手推、拉以及抓持物体。肘关节有屈曲改变时，可用患者的上肢抱圆形物体，拉、伸上肢，或常常耸肩，旋转肩关节及用患手拍打物体等。

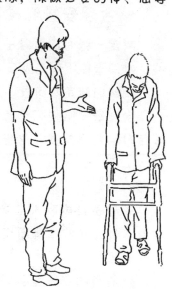

偏瘫患者通常下肢功能的恢复较上肢快，因此更应及早进行下肢功能锻炼。练习行走时可先让病人原地踏步，再练习迈步。如果患者抬脚有困难，可在患者的脚上系一条绳子，由扶持者帮助提脚迈步，逐渐过渡到自己扶持物体行走。随着病情的改善以及肌力的进步，让病人在家属的搀扶下先站立，病人的双臂钩住两家属的头颈，然后由家属帮助搬动患腿。跨步时膝关节应伸直，身体挺直。在锻炼过程中，对病人的微小进步要予以表扬鼓励，以增强病人的信心，取得病人的配合。锻炼时间通常每日3次，安排在补液前、补液后、睡觉前。活动量要逐渐增加，从3人协助活动到1人协助活动，最后独立行走。

★脑梗死患者要注意心理调节

脑梗死患者经常存在一些不健康的心理状态，如抑郁或具有攻击行为。患者要对疾病有清晰的认识，保持情绪乐观，并积极配合治疗。主动了解一些康复知识，增强战胜疾患的信心。

★合理安排脑梗死患者的作息

制定一张时间表对于出院回家的脑梗死患者是非常重要的。时间表能提醒患者及家人按时去完成制定的事情。

◆如何制定时间表

合理安排脑梗死患者的作息可以帮助患者逐步恢复和完成每日的生活规律。这张作息表应当包括早晨、上午、下午和晚上各做些什么，并根据恢复程度进行调节，增加或改变活动的内容。

患者自己或家人记录下每天完成的各项活动，如洗澡、穿衣、训练和吃饭等所花费的时间，然后初步制定出一份作息时间表。

时间表的安排要尽可能的宽松，只需要对患者每天生活内容进行集中概括即可。

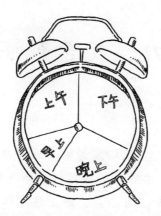

◆制定时间表的意义

　　当患者产生疼痛或过分疲劳以及其他不正常现象时，一份完整的作息时间表可帮助医生找到造成患者疼痛或者疲劳的原因，并予以"对症下药"的治疗或采取相应措施。

九 帕金森病

认识疾病

帕金森病（PD）又称震颤麻痹或原发性帕金森综合征，是一种多发于中、老年人的中枢神经系统变性病。临床上主要表现为运动减少、肌强直、静止性震颤及姿势平衡障碍。国内外流行病学调查显示，65 岁以上老年人群中 PD 的患病率约为 2%。

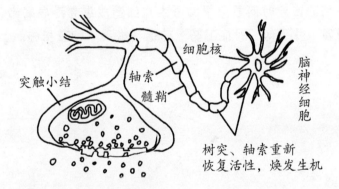

突触小结 · 轴索 · 细胞核 · 髓鞘 · 脑神经细胞

树突、轴索重新恢复活性，焕发生机

★帕金森病的病因

◆帕金森病的病因

至今为止，PD 的病因仍不清楚。目前的研究倾向于与年龄老化、遗传易感性及环境因素有关。

▲年龄老化

帕金森主要发生于中老年人，40 岁以前起病少见，提示老龄与起病有关。

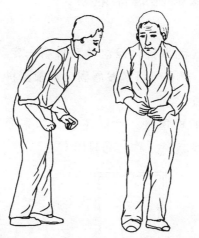

▲环境因素

流行病学调查结果表明，帕金森病的患病率存在地区差异，因此人们怀疑环境中可能存在一些有毒的物质，损伤了大脑的神经元。

▲家族遗传性

医学家们在长期的实践中发现帕金森病可能有家族聚集的倾向，有帕金森病患者的家族其亲属的发病率比正常人群高一些。

 帕金森综合征与帕金森病的区别

　　帕金森综合征不是指一种病，而是4类疾病，包括帕金森病或称原发性帕金森综合征，帕金森叠加综合征，遗传变性帕金森综合征和继发性帕金森综合征。

★ 帕金森病的临床表现

◆ 震颤

即人们所说的发抖，但这种发抖有一定的规律，且静止状态下更明显，严重时可以发展到全身都颤抖。

◆ 肌肉强直

表现四肢肌肉僵硬，活动不便，如果面部肌肉也受累，可出现面部表情减少，称"面具脸"。

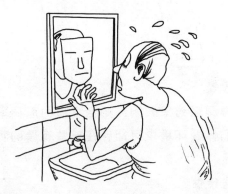

◆ 运动减少

患者日常生活中的各种主动运动包括穿衣、洗漱等动作缓慢、减少，行走、起立困难，步态为小碎步，称"慌张步态"，写字越写越小，称"小写症"。

◆ 其他

姿势异常和自主神经症状，如大小便困难、出汗多、直立性低血压等。

★ 帕金森病的诊断及鉴别诊断

◆ 帕金森病的诊断

中老年以后缓慢发病，呈进行性加重，一侧或两侧肢体静止性、搓丸样颤动，四肢肌张力呈强直性或铅管样增高，始动困难、动作迟缓、姿势反射减少，左旋多巴制剂治疗有效可帮助诊断，但需与继发的帕金森综合征进行鉴别。

◆帕金森病的鉴别诊断

▲特发性震颤

特发性震颤属于显性遗传病，表现为头、下颌、肢体不自主震颤，震颤频率可高可低，高频率者类似于甲状腺功能亢进；低频者甚似帕金森震颤。本病无运动减少、肌张力增高，以及姿势反射障碍，并于饮酒后消失、普萘洛尔治疗有效等可与原发性帕金森病进行鉴别。

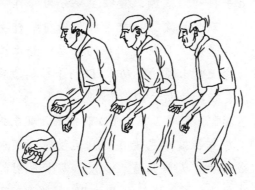

▲脑炎后帕金森综合征

病毒性脑炎患者可出现帕金森样症状，但本病有明显感染症状，可伴发颅神经麻痹、肢体瘫痪、抽搐、昏迷等神经系统损害的症状，脑脊液可存在细胞数轻-中度增高、蛋白增高、糖减低等。病情缓解后其帕金森样症状随之改善，可与帕金森病鉴别。

▲进行性核上性麻痹

本病也多发于中老年，临床症状可有肌强直、震颤等锥体外系表现。但本病有突出的眼球凝视障碍，肌强直以躯干为较重，肢体肌肉受累轻而较好地保持了肢体的灵活性，颈部肌张力增高导致颈项过伸与帕金森病颈项屈曲显然不同，都能与帕金森病鉴别。

▲ 药物性帕金森综合征

过量服用利舍平、氯丙嗪、氟哌啶醇或其他抗抑郁药物均可引起锥体外系症状，由于有明显的服药史、并在停药后减轻可资鉴别。

 手抖与帕金森病

医学上手抖称为震颤，震颤主要分为动作性震颤和静止性震颤。动作性震颤也就是肢体保持某种姿势时或活动时，尤其是达到目标时出现的抖动；静止性震颤即为肢体保持静止时出现的抖动。PD 的手抖属于后一种情况，原发性震颤是只次于 PD 的常见疾病，手抖是其最重要表现，患者常怀疑是否患有 PD 而就医，其手抖属于动作性震颤。原发性震颤患者在随意运动时震颤加剧，静止时减轻或消失，无肌强直、少动和姿势反射障碍，饮酒或普萘洛尔治疗震颤减轻，而抗 PD 药物治疗无效等特点有助于鉴别。

预防与治疗

★ 帕金森病的预防

◆ 加强活动

在注意安全不发生意外的情况下，应鼓励患者多参加活动。努力生活自理。

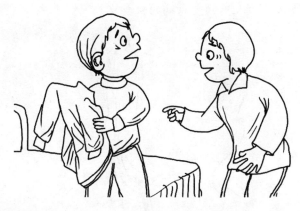

◆药物

可以服用维生素 E、泛癸利酮（辅酶 Qio）；研究表明多巴胺受体激动药、MAO-B 抑制药可能具有神经保护作用，因此一旦确诊为 PD，应及早服用此类药物。

◆运动并发症

在 PD 治疗过程中应注意预防运动并发症，尤其在疾病早期制定治疗方案时，一定要考虑有利于防止未来运动并发症的发生。

　吸烟和饮咖啡能否预防帕金森病

大多数流行病学的研究结果表明，不吸烟的人患帕金森病的几率要高于吸烟者。最近有一些研究显示，香烟的烟雾中含有一种萘醌的衍生物，是人体内一种称为单胺氧化酶的生物酶的抑制剂，与预防帕金森病有关系。如果该研究的结果最终能得以证实，那么可能得到一种新的帕金森病的预防药物。最近又有一个调查研究报告表明，长期

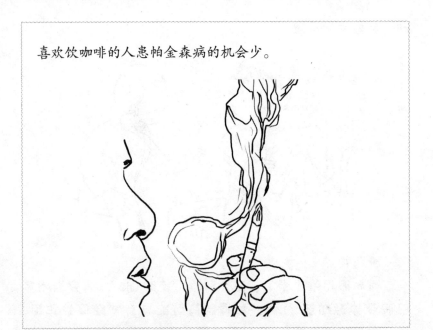

喜欢饮咖啡的人患帕金森病的机会少。

★ 帕金森病的治疗

◆ 药物治疗

药物治疗是帕金森病最基本的治疗方法。主要有下列几类药物：①抗胆碱能药物：苯海索，有青光眼者禁用。②多巴胺替代疗法：左旋多巴。③脑外多巴脱羧酶抑制剂：苄丝肼与卡比多巴。美多巴和息宁是目前最常用的合剂，前者是左旋多巴与苄丝肼合剂，起效快，效果好，持续时间短；息宁是左旋多巴与卡比多巴合剂，效果比美多巴弱，但作用时间长。④多巴胺能受体激动剂：溴隐亭，协良行，泰舒达。⑤单胺氧化酶抑制剂：司来吉兰。

◆ 手术治疗

一种手术是破坏脑内一些结构，使症状缓解；一种手术是向脑内移植一些能产生多巴胺的组织（或一种可以刺激多产生多巴胺的装置）。这些手术的难度很大，目前还不能作为常用的治疗手段。

◆康复治疗

对患者进行语言、进食、行走和各种日常生活训练及指导，对改善生活质量非常重要。晚期卧床者需加强护理，减少并发症发生。康复包括语音语调训练，面肌锻炼，手部、四肢以及躯干锻炼，松弛呼吸肌锻炼，步态及平衡锻炼，姿势恢复锻炼等。

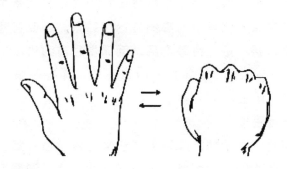

日常保养

◆合理饮食

帕金森病多见于老年人，同时合并自主神经功能紊乱，消化功能下降，胃肠蠕动乏力、痉挛，容易出现便秘以及皮肤油脂分泌过多等。应结合患者情况，饮食喜好，注重食品的配比结构，副食、荤素以及花色品种的搭配。多吃富含纤维素和易消化的食物，多吃新鲜蔬菜、水果、多喝水、多食含酪胺酸的食物如瓜子、杏仁、芝麻、脱脂牛奶等能够促进脑内多巴胺合成，适当控制脂肪的摄入。

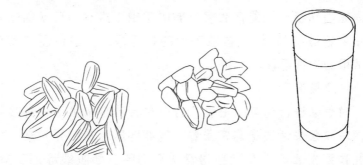

◆蛋白质

蛋白质饮食不得过量。盲目地给予过高蛋白质饮食可降低左旋多巴的疗效，由于蛋白质消化中产生的大量中性氨基酸，可与左旋多巴竞争而影响其治疗效果。因此在膳食中适当给予蛋、奶、鱼、肉等食品，确保蛋白质的供应，每日需要量为 0.8 ～ 1.2g/kg 体重。如有发热、褥疮等情况需增加蛋白质的供给量。

◆坐位进食

对咀嚼、吞咽功能障碍者，进食时取坐位为宜，应选择易咀嚼、易吞咽、高营养、高纤维素的食物。进餐前回想吞咽过程。进餐时让其将口腔多余的唾液咽下，咀嚼时用舌头四处移动食物，一次进食应尽量少，并缓慢进食，进餐后喝水，将残存食物咽下，避免吸入性肺炎。

◆体育运动和脑力活动

加强体育运动和脑力活动可以延缓脑神经组织衰老。锻炼时，应选择变化较多、比较复杂的运动形式，如让患者多走走弯曲的石子路，这对于延缓

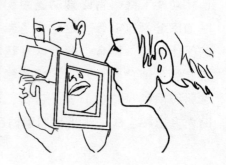

运动功能减退非常有好处。有语言障碍者，可对着镜子努力大声地练习发音。加强关节、肌力活动和劳作训练，尽量保持肢体运动功能，注意防止摔跤和肢体畸形残废。

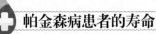

帕金森病患者的寿命

　　帕金森病本身不是一种致命的疾病，通常不影响寿命。随着治疗方法和水平的不断创新及提高，越来越多的患者能终身维持高水平的运动机能及生活质量。当然如果患者没有得到及时并合理的治疗，很容易导致身体机能下降，甚至生活无法自理，最后出现各种并发症，如肺炎、泌尿系感染等。

十　小舞蹈病

认识疾病

小舞蹈病又称为风湿性舞蹈病或称 Sydenham 舞蹈病，是风湿热在神经系统的常见表现。其临床表现为不自主的舞蹈样动作、肌张力低、肌力弱、自主运动障碍以及情绪改变等。多见于儿童和青少年。本病可自愈，但复发者也不少见。

★ 小舞蹈病的病因及发病机制

◆ 小舞蹈病的病因

本病和 A 型溶血性链球菌感染有关，30% 左右的病例在风湿热发作或多发性关节炎后 2～3 个月发病。一般无近期咽痛或发热史，部分患者咽拭子培养 A 型溶血性链球菌呈阳性；血清可检出抗神经元抗体，和尾状核、丘脑底核等部位神经元抗原发生反应；抗体滴度与本病转归有关，提示可能和自身免疫反应有关。本病好发于青春期，女性较多，怀孕期或口服避孕药患者可能复发，提示与内分泌改变有关。

◆ 小舞蹈病的发病机制

通常认为，易感儿童经 A 组 β 溶血性链球菌感染后，释放相应抗体，这类抗体错误地识别了尾状核、丘脑下核神经元的抗原，引发炎症反应而致病。

小舞蹈病的病理

本病主要的病理变化是大脑皮质、基底核、黑质、丘脑底核以及小脑齿状核等处散在的动脉炎和神经细胞变性，有时可见到点状出血，有时脑组织可出现栓塞性小梗死。软脑膜可有轻度的炎性改变，血管周围存在少量淋巴细胞浸润。

★ 小舞蹈病的临床表现

（1）常为亚急性发病，多见于4.5～15岁的儿童，女性略多于男性。少有因情绪因素而突然发病者。

（2）病前常存在上呼吸道感染、咽喉炎等A组β溶血性链球菌感染史。

（3）早期症状不典型，患儿先出现情绪失控，注意力分散，学习成绩下降，2～4周后出现举止缓慢，手持物体易失落及步态不稳，面部和手指的轻微不自主运动。随病情加重，精神症状和不自主运动症状如舞蹈样运动严重，也可导致自主运动障碍。

（4）舞蹈样运动

1）常于单肢逐渐发展至一侧肢体，然后蔓延至对侧及全身，出现耸肩转颈、挺胸扭腰、翻掌甩臂、踢腿屈膝等舞蹈样运动。

2）通常上肢重于下肢，近端重于远端，安静时减轻，睡眠时消失。

3）与患者握手时可知其握力不均匀，时大时小，变动不已，称为"盈亏征"。

4）下肢的不自主运动表现为步态颠簸，经常跌倒，严重时无法行走。

5）面部的舞蹈样动作表现为皱额、努嘴、眨眼、吐舌变幻不已，可引起舌咬破、发音障碍、咀嚼和吞咽困难。

（5）自主运动障碍：由于肌张力降低、共济失调而导致动作不协调，自主运动还可因为不自主运动的出现而突然中断，由于肌力减低可发生麻痹性舞蹈病。

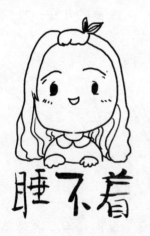

（6）精神症状：多数表现为情绪不定、易兴奋、失眠，严重病例可表现为精神错乱、妄想、幻觉或躁动，导致呈现舞蹈性精神病。

（7）全身症状轻微或完全缺如：部分患者在发病前或病程中有发热、咽痛、扁桃腺炎、关节疼痛等风湿热现象，心脏受累时可有心率增快、心脏扩大和杂音。

★ 小舞蹈病的诊断及鉴别诊断

◆ 小舞蹈病的诊断依据

对于学龄期儿童，急性或亚急性发病的舞蹈样运动，伴有血沉加快、血抗链球菌溶血素"O"滴定度升高、C反应蛋白阳性等，需考虑本病。抗风湿治疗后疗效明显，也支持该病的诊断。

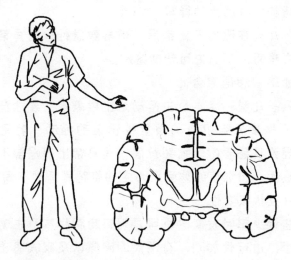

◆小舞蹈病的鉴别诊断

▲习惯性痉挛

见于儿童，但以刻板式的、重复的、局限在同一块肌肉或同一肌群的收缩的不自主运动为主要表现，肌张力正常，无风湿病的症状，有助于鉴别。

▲先天性舞蹈病

脑性瘫痪或其他脑病的一种症状，发病时间较本病早，通常在 2 岁前发病，而且伴发其他症状，如智能障碍、震颤、手足徐动或痉挛性瘫痪等。

▲胆红素脑病

胆红素脑病的生存者，日后可能出现多种不自主运动，包括舞蹈样动作。主要根据病史、智能障碍和其他形式的不自主运动帮助鉴别。

▲遗传性进行性舞蹈病

多发生在中年以上，在儿童期发病时应注意与本病鉴别，但其有家族史与进行性痴呆的特征，本病不出现。

▲药物所致的运动异常

部分儿童在服用安定剂后，可导致急性运动异常或迟发性肌张力障碍，服药史可帮助鉴别。

▲抽动 秽语综合征

多见于儿童，以不自主运动为主要表现，要注意和本病鉴别。但是其多组肌肉的重复性迅速的抽动，多见于头颈部，表现为挤眉弄眼、摇头耸肩，而且常出现喉部不规则发声或讲脏话，和本病肢体受累为主的舞蹈样运动不同。

▲肝豆状核变性

多在青少年时发病，也可表现有舞蹈样不自主动作，但起病缓慢，进行性加剧，有铜代谢障碍以及家族遗传史等可帮助鉴别。

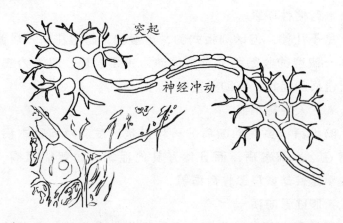

突起

神经冲动

肝豆状核变性（Wilson 病）的症状

本病多发于 10～25 岁，男稍多于女，同胞中常有同病患者。通常起病缓，临床表现多种多样，主要症状为：

（1）神经系统症状：常以细微的震颤、轻微的言语不清以及动作缓慢为其首发症状，随后逐渐加重并相继出现新的症状。典型者以锥体外系症状为主要症状，表现为四肢肌张力强直性增高，运动缓慢，面具样脸，言语低沉含糊，流涎，咀嚼与吞咽常有困难。不自主动作以震颤最多见，常在活动时显著，严重者除肢体外头部及躯干均可受累。

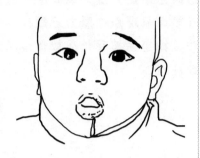

（2）肝脏症状：儿童期患者常以肝病作为首发症状，成人患者可有"肝炎"病史。肝脏肿大，质较硬且有触痛，肝脏损害逐渐加剧可出现肝硬化症状，脾脏肿大，脾功亢进，腹水，食道静脉曲张破裂以及肝昏迷等。

（3）角膜色素环：角膜边缘可出现宽 2～3mm 的棕黄或绿褐色色素环，利用裂隙灯检查可见细微的色素颗粒沉积，为本病重要体征，一般在 7 岁之后可见。

（4）肾脏损害：因肾小管特别是近端肾小管上皮细胞受损，可出现蛋白尿、糖尿、氨基酸尿、尿酸尿以及肾性佝偻病等。

（5）溶血：可与其他症状一同存在或单独发生。

预防与治疗

★ 小舞蹈病的预防

小舞蹈病是风湿热在脑部的常见病症，大约 1/4 患者在病前已出现风湿热如关节痛、频繁喉痛、皮肤红斑、风湿性心脏病。约 1/2 在病中或日后产生多种风湿热现象。所以防治风湿热是关键。本病由于起病缓慢，早期症状不显著，在儿童可表现为注意力分散，不安宁，学习成绩下降，肢体动作笨拙等易被家长及教师误以为有神经质或顽皮，因此应引起注意。

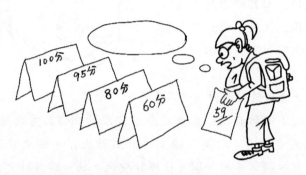

★ 小舞蹈病的治疗

◆ 病因治疗

即针对风湿的治疗，风湿热确诊后应使用青霉素治疗，一般用青霉素 120 万 U 肌注，每月 1 次，持续 5 年；或给予长效青霉素 120 万 U，2 周为 1 个疗程。青霉素过敏者可以改用红霉素或四环素。同时可使用阿司匹林 0.5～1.0g，每日 4 次，或水杨酸钠 1.0g，每日 4 次。持续治疗 6～12 周。风湿热症状明显者，可加用泼尼松或泼尼松龙。

◆ 对症治疗

舞蹈样运动给予氟哌啶醇、氯丙嗪、苯巴比妥、氯硝西泮或丁苯那嗪、丙戊酸钠等药物，但氟哌啶醇和氯丙嗪均有诱发迟发性肌张力障碍的可能，因此在用药同时应严密观察。有严重躁动不安者，可采用地西泮 10mg 静脉缓慢注射或用氯丙嗪 25mg 肌内注射。

日常保养

◆防治感染

防治感染是预防本病的重要措施。时常锻炼身体，改善居处、饮食的卫生条件，预防链球菌感染。如已发生链球菌感染性疾病，需积极、彻底地进行治疗。

◆卧床休息并加强护理

在舞蹈病发作期间应尽量卧床休息，避免强光、嘈杂等刺激，床垫需柔软，饮食以富含营养并且易于消化的食物为主，有吞咽困难可以鼻饲。

◆环境适宜

光线要充足，居室要安静，防潮防湿，避免感受风寒湿等邪气。

◆饮食

饮食应营养丰富，以高蛋白饮食为主，多食蔬菜、瘦肉等食品，副食中可加少量姜、辣椒、桂皮类调料，以开胃口，利于驱散风寒湿邪，忌生冷、肥腻的食物。

◆护理

小舞蹈病的患者要尽量避免情绪紧张和精神刺激，应清心寡欲，注意养生，以增强体质，缩短病程，减少复发。

高蛋白食物

蛋白质是人体必需的营养物质，在日常生活中需要注意高蛋白质食物的摄入。高蛋白质的食物，一类为奶、畜肉、禽肉、蛋类、鱼、虾等动物蛋白；另一类为大豆、黄豆、大青豆和黑豆等豆类及芝麻、瓜子、核桃、杏仁、松子等干果类的植物蛋白。因为动物蛋白质所含氨基酸的种类及比例较符合人体需要，所以动物性蛋白质比植物性蛋白质营养价值高。

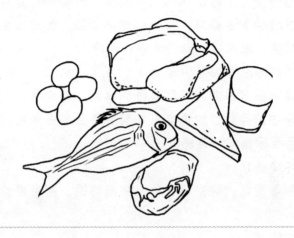

十一　脊髓压迫症

认识疾病

脊髓压迫症是椎管内占位性病变、脊髓的多种病变引起脊髓压迫，随病情进展脊神经根和脊髓血管不同程度受累，出现脊髓半切或横贯性损害以及椎管阻塞等特征性综合征。

★脊髓压迫症的病因及发病机制

◆脊髓压迫症的病因

▲肿瘤

最常见，约占脊髓压迫症的1/3以上。其中绝大多数来源于脊髓组织本身及其附属结构或邻近结构。其次是来源于肺、乳腺、肾脏、胃肠道或血液系统等其他器官和系统的转移瘤，通常为恶性肿瘤。

▲炎症

如脊柱结核、炎性肉芽肿、结核瘤以及硬脊膜外脓肿等。

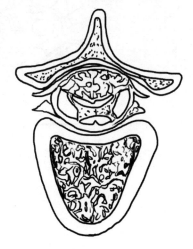

▲创伤

脊柱骨折、关节脱位或错位等骨质结构破坏移位以及创伤后椎管内血肿形成等都能导致脊髓或脊神经受压。

▲脊髓血管畸形

畸形血管直接压迫或畸形血管破裂出血，形成血肿压迫脊髓与神经根，如动静脉畸形、海绵状血管瘤以及硬脊膜动静脉瘘等。

▲脊柱退行性疾病

如骨质增生、椎间盘突出、后纵韧带钙化和黄韧带肥厚等。

▲先天性疾病

如 Chiari 畸形、脊髓脊膜膨出。

◆脊髓压迫症的发病机制

脊髓受压早期可通过移位、排挤脑脊液以及表面静脉血流得到代偿，外形虽有明显改变，但神经传导路径并没有中断，可不出现神经功能受累的表现。后期代偿可出现骨质吸收，使局部椎管扩大，这时通常有明显的神经系统症状和体征。

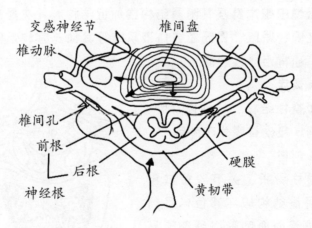

急性脊髓压迫和慢性脊髓压迫

（1）急性脊髓压迫：多由创伤、出血和肿瘤卒中等急性病变引起，其压迫程度在很短时间（24～72小时）内就超过了脊髓腔的代偿空间。通常静脉回流首先受阻，造成受压区域的神经组织水肿。随后动脉供血也受到影响，伴发神经组织细胞缺血缺氧、细胞膜通透性增加、细胞内外离子交换障碍、细胞内钙超载和细胞器溶解等一系列病理生理变化，最终造成受压平面以下的神经纤维脱髓鞘与脊髓萎缩。

（2）慢性脊髓压迫：多见于良性肿瘤、先天性畸形和脊柱结核等病程进展缓慢的慢性病变。因为病变进展缓慢，脊髓受压后可以逐渐经由侧支循环的建立、硬膜外脂肪组织消失、脊柱骨质结构变化等病理生理过程得到不同程度的代偿适应能力，从而使脊髓压迫效应减轻。

★ 脊髓压迫症的临床表现

◆脊髓压迫症的症状和体征

▲疼痛

疼痛为常见症状，因为病变性质和部位不同，所以疼痛可表现为首发症状或在病程的中晚期才出现。出现疼痛的主要原因是脊神经后根或脊髓后角细胞受刺激，另外还可能与脊髓感觉传导束受刺激、硬脊膜受压以及体位改变而牵扯脊髓等因素有关。

▲感觉障碍

在病程早期，由于病变体积较小，感觉纤维虽然受压但功能还在，因此主要表现为感觉过敏和感觉异常，前者表现为麻木感、束带感或蚁行感等，后者是将冷误为热、抚摩误为刺痛等。随着病变继续进行，感觉纤维或脊髓后角结构遭到破坏则产生感觉功能减退或丧失。

▲运动障碍

在病变所在平面，因为神经前根或脊髓前角受压而表现为支配区肌群的弛缓性瘫痪和反射减弱或消失；在病变平面以下，因为锥体束向下传导受阻而表现为痉挛性瘫痪和反射亢进。圆锥和马尾部病变因只压迫神经根，所以只表现为弛缓性瘫痪。在临床病程中，早期患者感到肢体乏力，表现为动作受限，后期运动障碍症状加重，表现为不同程度的瘫痪。

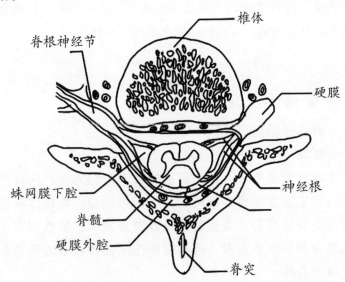

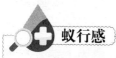

自主神经功能障碍

自主神经功能障碍最常见为膀胱与直肠功能障碍。腰段以上病变压迫脊髓时，膀胱反射中枢仍然存在，当膀胱充盈时可产生反射性排尿，腰骶节段病变使得膀胱反射中枢受损，排尿反射消失而引起尿潴留，当膀胱过度充盈时可产生尿失禁。腰段以上脊髓受压时发生便秘，腰段以下脊髓受压则产生大便失禁。

蚁行感

顾名思义，就是有蚂蚁在爬行的感觉。

通常引起这类感觉的原因有很多，主要有下列几种原因供参考：

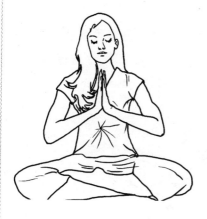

（1）轻微的静脉回流障碍，多发生在下肢。长时间的坐、立，或者保持一种姿势不改变。

（2）感觉神经障碍。即在精神放松后不但没有缓解还有加重的状况。

（3）神经过于敏感，有洁癖。

（4）腰椎间盘突出会压迫脊神经，出现感觉神经障碍，产生蚁行感。

（5）身体肥胖，过多的脂肪组织会压迫血管与神经，导致回血和感觉障碍。

（6）B族维生素缺乏。

◆脊髓压迫症的节段性症状和体征

▲上颈段

颈枕部放射痛，患者颈项强直，常取强迫头位。四肢痉挛性瘫痪，躯干及四肢感觉障碍。患者颈部屈曲时可以感觉到肢体特别是双上肢触电样刺痛（Lhermitte 征）。膈神经刺激可引起呃逆及呕吐，膈神经受损则导致呼吸肌麻痹而出现呼吸困难和窒息感。

▲颈膨大部

肩部和上肢放射痛。上肢弛缓性瘫痪而下肢痉挛性瘫痪。肢体瘫痪的顺序通常依次为病侧上肢、病侧下肢、对侧下肢、对侧上肢。病变平面以下感觉障碍，常伴发 Horner 综合征。

▲胸段

胸腹部放射痛和束带感。双下肢呈痉挛性瘫痪。感觉障碍平面位于 T2 以下及腹股沟以上。腹壁反射减退或消失。T10 节段病变者早期可发生脐孔上移征（Beever 征）。

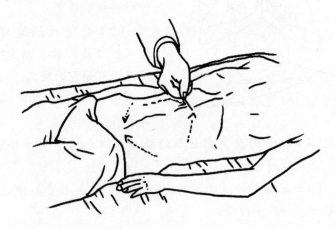

▲腰膨大部

下肢放射痛、弛缓性瘫痪、感觉障碍以及腱反射消失。会阴部感觉障碍。膀胱直肠括约肌功能障碍造成大小便失禁或潴留。

▲圆锥部

两臀部、会阴部、肛门区及生殖器周围皮肤出现马鞍状感觉减退或消失，称为鞍区感觉障碍。括约肌功能障碍显著，常有性功能减退或消失。通常下肢运动障碍轻微，如果邻近的马尾神经受压，也可出现根性疼痛和下肢的弛缓性瘫痪以及感觉障碍。

▲马尾部

疼痛是最常见的早期症状，主要表现为腰骶部疼痛和坐骨神经痛。鞍区感觉减退，肛门反射消失。括约肌功能障碍显著，早期因括约肌痉挛而引起排尿不畅，以后可因括约肌松弛而造成大小便失禁。可有下肢的弛缓性瘫痪。

 Horner 综合征

Homer 综合征是由支配头面部的交感神经传出通路中任一部分中断所产生的一系列临床表现，包括同侧睑裂及瞳孔缩小、半侧面部无汗等。该通路涉及脑部和头颈部很多重要器官，发生在这些部位的各种疾患包括脑梗死、臂丛损伤、血管性头痛，甚至危及生命的恶性肿瘤和颈动脉夹层等，均有可能引起 Homer 综合征。

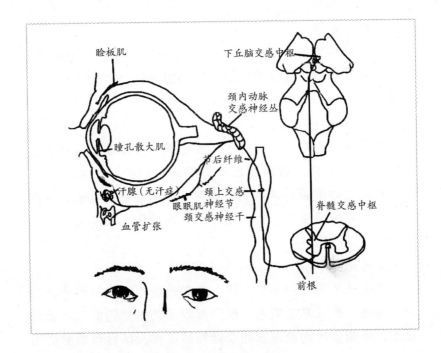

图中标注：
睑板肌
下丘脑交感中枢
颈内动脉交感神经丛
瞳孔散大肌
节后纤维
汗腺（无汗症）
颈上交感神经节
眼睑肌
颈交感神经干
血管扩张
脊髓交感中枢
前根

★ 脊髓压迫症的诊断及鉴别诊断

◆脊髓压迫症的诊断

根据病史、症状与体征、辅助检查结果综合分析，才能得到正确的诊断。首先必须辨别脊髓损害的种类，通过必要的检查确定脊髓压迫的部位或平面，继而分析压迫是在髓内还是髓外以及压迫的程度，最后判断压迫病变的性质。

◆脊髓压迫症的鉴别诊断

▲急性脊髓炎

多有感染或中毒的病史，可有发热、全身不适等表现。通常起病急骤，迅速恶化，数小时至数天内就会发展到高峰。脑脊液检查细胞数增多，蛋白质含量也显著增高，但多无蛛网膜下腔梗阻。

▲脊髓蛛网膜炎

脊髓蛛网膜炎多有感染或发热的病史，起病缓慢，病程较长，症状时轻时重。根痛范围广泛但是不明显，感觉平面多不恒定，且不对称。脊柱X线平片多正常。脑脊液细胞数和蛋白含量均增加，蛛网膜下腔梗阻少见且不明显。脊髓造影显示造影剂在蛛网膜下腔呈不规则点滴状、串珠状或斑块状分布。

▲脊髓空洞症

脊髓空洞症起病隐袭，病程长。病变多见于下颈段和上胸段，亦有伸展至延髓者。早期症状多为手部小肌肉的萎缩及无力，临床表现的主要特征是病变水平以下分离性感觉障碍，可有下肢锥体束征，根痛少见，常有显著的皮肤营养改变。

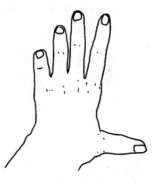

脑脊液检查多数正常，蛛网膜下腔无梗阻。MRI检查可见脊髓内长条形空洞形成。

▲脊柱骨关节肥大性改变

常见于下颈段与腰段。颈段者表现为上肢麻木或肩部酸痛、沉重感，经常因颈部位置不当而加重，转动头位时可出现椎基底动脉缺血症状。脑脊液蛋白含量增加，蛛网膜下腔不完全梗阻。脊柱平片可见显著的骨关节肥大，脊柱生理弯曲消失，呈强直状，腰椎常见侧凸，偶见椎间盘突出。

▲肌萎缩性侧索硬化症

此类病变主要累及脊髓前角细胞、延髓运动神经核和锥体束，因此临床表现以运动障碍为主，通常无感觉障碍，其特征性表现是上肢手部肌肉萎缩及舌肌萎缩，严重者有发音障碍。脑脊液检查正常，蛛网膜下腔无梗阻。

 MRI 检查脊髓压迫症

MRI 是目前诊断压迫性脊髓疾病最有价值的辅助检查，可列为首选。具有无创、无辐射和分辨率高的优点，不但能从轴位、矢状位和冠状位三个方向立体对病变进行全面的观察及精确的定位，而且还能显示病变点与脊髓、神经以及椎骨的关系。注射 Gd-DTPA 后，根据影像学特点就可以对某些病变做出定性诊断，这样术前就能够确定肿瘤的位置、大小、数目及其与脊髓的关系，甚至能够确定部分肿瘤的性质。

预防与治疗

★ 脊髓压迫症的预防

◆ 适当休息及睡眠

适当休息及睡眠能够缓解脊椎的压力，预防脊髓压迫症。

◆ 不要剧烈运动

小幅度的运动有助于预防酸痛或帮助消除腰酸背痛，是治疗腰酸背痛主要的方法，也是行之有效的方法，目前最好的轻量运动，是太极、气功和游泳。

◆ 推拿、按摩

推拿、按摩有助释放或降低身心压力以及舒缓紧张的肌肉，因此也是消除脊髓压迫重要的方法之一。

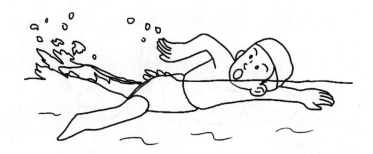

★脊髓压迫症的治疗

◆手术治疗

手术效果和肿瘤的性质、生长部位、病程、术前一般情况以及神经功能状态、手术操作技巧等有关。

除髓内肿瘤浸润性生长，界线不清很难完全切除外，大多数肿瘤都可手术切除，对晚期患者或肿瘤难以全切除者，施行椎板减压术常可获得近期疗效。先天畸形或脊柱外伤引发的脊髓压迫，前入路行椎间盘切除或后入路行椎板切除。炎症导致的压迫，应在切除前后给予抗生素治疗。

◆药物治疗

▲激素治疗

其主要作用是限制细胞膜的脂质过氧化反应，稳定溶酶体膜，提高神经元和轴突对继发性损害的耐受性，降低水肿，以防止继发性脊髓损害。代表药物是甲泼尼龙与地塞米松。

▲脱水剂治疗

甘露醇与呋塞米等脱水剂可以减轻脊髓水肿，宜早期使用。

▲神经营养治疗

神经营养药物具有防治神经细胞水肿、提升神经细胞对缺氧的耐受能力以及促进神经细胞再生的作用，包括 B 族维生素、神经节苷脂、依达拉奉等神经营养制剂。

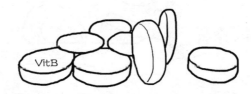

▲抗生素治疗

抗生素治疗适用于炎症性病变引起的脊髓压迫症，如硬脊膜外脓肿应紧急手术并应用足量抗生素治疗；也用于防治感染性并发症，包括术区感染、肺部感染以及尿路感染等。

▲抗结核药物治疗

抗结核药物治疗适用于结核性病变引起的脊髓压迫症，如脊柱结核应在根治术同时给予抗结核药物治疗。

◆其他疗法

脊髓压迫症的其他疗法有：离子导入疗法、中波－直流电离子导入法、超声波疗法等。

　离子导入法治疗脊髓压迫症

在脊髓患病区域的上下或前后放置大小适当的电极，进行钙或碘离子导入，电流强度依据电极面积大小而定，每次 15～20 分钟，每日或隔日 1 次。15～20 次 1 个疗程。

日常保养

◆防治并发症

长期卧床者需保持皮肤干燥，定时翻身拍背，避免发生压疮及坠积性肺炎；注意尿潴留的护理，防止出现尿路感染；

高位瘫痪患者应注意保持呼吸道通畅，保护呼吸功能以及防治肺部感染。

◆饮食

患者应适当休息，吃含纤维素多的蔬菜，避免出现大便干燥，排便困难。

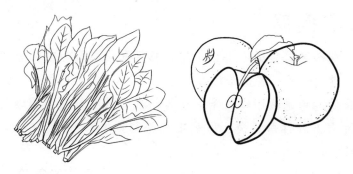

◆休息

脊柱破坏性病变，应睡硬板床。

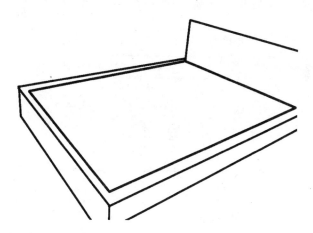

◆锻炼

适当进行体育锻炼，具有肢体功能障碍者，鼓励进行肢体运动。

十二　视神经脊髓炎

认识疾病

视神经脊髓炎（NMO）是视神经和脊髓同时或相继受累的急性或亚急性脱髓鞘病变。NMO 的临床特征是急性或亚急性起病的单眼或双眼失明，在其前或其后数日或数周继发横贯性或上升性脊髓炎，后来本病被称为 Devic 病或 Devic 综合征。

NMO 常见于女性（占 80%），平均发病高峰年龄在 30 岁前。NMO 高发于土生的美国人、西班牙裔美国人、亚洲人、地中海以及非洲后裔。

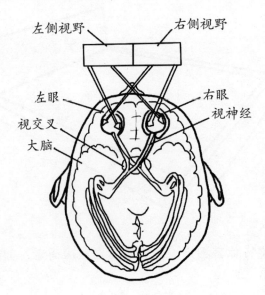

★ 视神经脊髓炎的病因及发病机制

◆ 视神经脊髓炎的病因

近年来研究显示 NMO 可能是一种独立的疾病。NMO 患者血清经常可检出一个或多个自身抗体如抗核抗体、抗双链 DNA 抗体、可提取核性抗原抗体（ENA）及抗甲状腺抗体，故而认为与自身免疫有关。

◆ 视神经脊髓炎的发病机制

NMO 的发病机制复杂，一种新型血清自身抗体 NMO-IgG 的形成在发病中起了重要作用，而这不同于典型的多发性硬化，可资鉴别 NMO 与典型多发性硬化，此检查方法被认为具有高敏感性及高特异性。

 血清 NMO-IgG

血清 NMO-IgG 为视神经脊髓炎的特异性自身抗体标准物，其特异性靶点是位于中枢神经系统血脑屏障上的星形胶质细胞足突上的水通道蛋白 4（AQP4）。NMO-IgG 与特异性靶点 AQP4 的发现，可能标志着视神经脊髓炎成为一种新的中枢神经系统自身免疫性离子通道病而独立于 MS。检测 NMO-IgG/AQP4 抗体是诊断 NMO 及 NMO 疾病谱的重要依据。通常采用间接免疫荧光法检测，91% ~ 100% 患者的血清 NMO-IgG（+）。

★ 视神经脊髓炎的临床表现

（1）发病年龄 5 ~ 60 岁，21 ~ 41 岁多见。

（2）急性横贯性或播散性脊髓炎，以及双侧一同或相继发生的视神经炎是本病特征性表现。

（3）视神经炎急性发病者在数小时或数日内单眼视力部分或全部丧失，某些患者在视力丧失前一两天表现眶内疼痛，眼球运动或按压时显著，眼底可见视神经乳头炎或球后视神经炎。亚急性发病者1～2个月内症状达到高峰。少数呈慢性起病，视力丧失在数月内稳定发展，进行性加重。

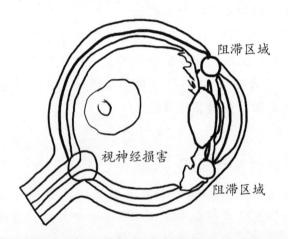

阻滞区域

视神经损害

阻滞区域

（4）脊髓损害通常为不完全横贯性损害，类似于多发性硬化的表现，呈单相型或慢性多相型复发。临床多见上升型或播散性脊髓炎，可表现为快速（数小时或数日）发展的轻截瘫，查体可见双侧 Babinski 征、躯干感觉障碍平面及括约肌功能障碍等脊髓损害的体征，但症状与体征呈不对称和不完全性。约1/3 的复发型患者可见 Lhermitte 征及痛性痉挛发作，但单相病程患者一般很少发生。

（5）多数 NMO 是单向病程，少数患者是复发型病程。临床事件间隔时间为数月至半年，往后的 3 年内可多次复发孤立的视神经炎或脊髓炎。

MRI 检查视神经脊髓炎

　　NMO 影像学检查最具特征性的 MRI 表现是 T2 加权像所见的长节段脊髓病灶，超过 3 个椎体节段，波及整个横断面，T1 加权像则常表现为低信号，并可被强化。脑 MRI 表现或正常，或发现符合 NMO 特点的病灶［病灶通常位于水通道蛋白 4（AQP4）表达丰富的部位，如脑室管膜周围、丘脑和脑干］或者显示非特异性白质病变。视神经上的 Gd 增强病灶为视神经炎发作期最常见的 MRI 表现，但在缓解期视神经偶尔也可存在增强病灶。

★ 视神经脊髓炎的诊断及鉴别诊断

◆ 视神经脊髓炎的诊断依据

（1）必要条件：视神经炎，急性脊髓炎。

（2）支持条件：①脊髓 MRI 异常延伸 3 个或 3 个以上椎体节段；②头颅 MRI 不符合多发性硬化诊断标准；③ NMO-IgG 血清学检测呈阳性。

◆ 视神经脊髓炎的鉴别诊断

　　依据患者出现急性横贯性或播散性脊髓炎，以及双侧一

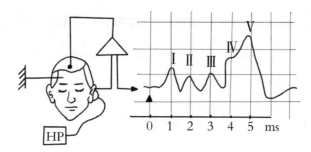

起或相继发生的视神经炎的临床表现，结合 MRI 显示视神经与脊髓病灶，视觉诱发电位异常，CSF-IgG 指数增高以及出现寡克隆带等可做出临床诊断。但是应注意和视神经炎、多发性硬化、急性脊髓炎、急性播散性脑脊髓炎等进行鉴别。

▲视神经炎

早期眼部症状容易与单纯球后视神经炎混淆，视神经炎多损伤单眼，本病通常两眼先后受累，有脊髓病损或明显缓解－复发。

▲多发性硬化

多发性硬化可表现为 NMO 的临床症状，脑脊液及 MRI 检查颇具鉴别意义。

▲急性脊髓炎

发病急，对称型损害、瘫痪重，无缓解－复发，无视神经病变。

▲急性播散性脑脊髓炎

多见于儿童和青壮年，在感染或疫苗接种后 1～2 周急性起病，通常为散发，无季节性，病情严重，有些病例病情严重。麻疹后脑脊髓炎常见于皮疹后 2～4 日，患者往往在疹斑消退、症状改善时突然出现高热、痫性发作、昏迷甚至深昏迷。

 国际多发性硬化协会（NMSS）工作组提出的标准

2008 年国际多发性硬化协会（NMSS）工作组提出的标准，包括下列几点。

（1）主要标准

1）单眼或双眼的视神经炎。

2）临床上完全性或不完全性横断性脊髓炎，急性期T2加权像病灶长度多于3个椎体节段且T1加权像为低信号病灶。

3）无结节病、血管炎、有临床表现的系统性红斑狼疮（SLE）及干燥综合征（SS），或临床表现与其相似的其他疾病的证据。

要求具备所有主要标准，但中间可有一定的时间间隔。

（2）次要标准（需要满足其中至少1项）

1）脑影像学正常或不满足Barkhof的MRI诊断标准，例如：非特异性T2病灶，不满足Barkhof标准；延髓背侧病灶，可与脊髓病灶延续或不延续；下丘脑和（或）脑干病灶；脑室周围/胼胝体的线样异常病灶，但并非卵圆形，也不延伸进入大脑半球的实质中（即不出现Dawson指）。

2）血清或脑脊液的NMO-IgG/AQP4抗体阳性。

预防与治疗

★日常生活中预防视神经脊髓炎需要注意

◆天气

季节、气温的变化容易引发感冒，应注意防寒保暖，还要根据自己的身体状况进行适当的运动，增强抵抗力。

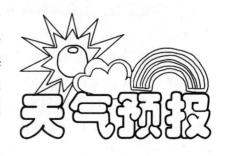

◆卫生

注意个人卫生，勤洗手，预防感染；不要经常性用手揉搓眼睛；外出最好带上防护镜。

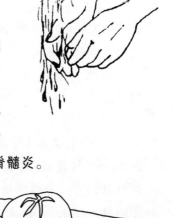

◆补充维生素

经常大量进甜食，容易造成眼睛疲劳，视神经会因为营养短缺而出现"故障"。更重要的是，当缺乏维生素 B_1 时，会影响体内碳水化合物的氧化，导致不完全氧化物滞留在血液内，从而诱发或加重视神经脊髓炎。

可以通过多吃富含维生素 B_1 的食物进行补充，如奶类及其制品、动物肝肾、蛋黄、鳝鱼、胡萝卜、香菇、紫菜、芹菜、橘子、柑、橙等。

★ 视神经脊髓炎的治疗

◆常规疗法

视神经脊髓炎急性期治疗主张给予大剂量糖皮质激素。甲泼尼龙起效快，不良反应较小，每天 1g 溶于 5% 葡萄糖液中静脉滴注 3～4 小时，持续 3～5 天，之后泼尼松 60mg/d 口服，酌减停药。也可用地塞米松 20mg 溶于 500mL 生理盐水静脉滴注，连续使用 10 天，随后减半，继续静脉滴注 10 天，之后改口服相应剂量泼尼松，酌减。激素减量需缓慢，甚至需要长期小剂量维持，以避免复发型视神经炎的再次发作。应用激素期间，注意补钙、补钾、抑制胃酸。

◆升级疗法

部分 NMO 患者对大剂量激素治疗无效或效果有限。欧洲神经病学联盟建议在激素无效的患者应尽早进行血浆置换（可隔日置换 1 次，每次 1.0 ~ 1.5 倍血浆容量，连续 7 次）作为升级疗法。在升级疗法前，可以再次应用大剂量激素治疗。

◆复发型 NMO 的治疗

由于阶梯式的神经功能损害，需采取有效的预防措施保护神经功能。欧洲神经病学联盟认为 NMO-IgG/AQP4 抗体阴性患者和抗体阳性患者治疗相同。

▲一线治疗

建议口服硫唑嘌呤 [2.5 ~ 3.0mg/（kg·d）] 与泼尼松 [1mg/（kg·d）] 或相等剂量隔日联合直至硫唑嘌呤充分起效（白细胞数持续轻度减少，平均红细胞容积值增加）。2 ~ 3 个月后可以开始逐渐减少泼尼松的剂量。

▲二线治疗

若一线治疗无效或患者产生了激素依赖性，就需要考虑其他免疫抑制疗法。建议给予环磷酰胺（7 ~ 25mg/kg，每个月 1 次，共 6 个月）、米托蒽醌（12mg/m^2，每 3 个月 1 次，共 9 个月）或霉酚酸酯（1 ~ 3g/d）。其他可能有效的治疗有静脉注射免疫球蛋白与甲氨蝶呤。可添加间断性血浆置换作为升级治疗的方法。

日常保养

◆锻炼

人们在进行体育锻炼时，全身的肌肉和骨骼得以运动，体内各个器官活动加强，新陈代谢旺盛，促进血液循环，骨骼的造血功能加强，免疫系统的活力增强，使得体内产生更多的免疫细胞及免疫因子，并增强其活性。

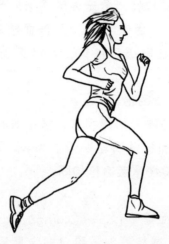

蔬菜汤

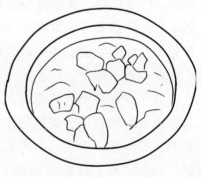

◆清淡食物

多吃清淡的食物，本病患者中以阴虚火旺者多，所以饮食应忌辛辣燥热之品，少食油腻。

十三　单纯疱疹病毒性脑炎

认识疾病

单纯疱疹病毒性脑炎（HSE）是由单纯疱疹病毒（HSV）引发的急性中枢神经系统感染，病变主要波及颞叶、额叶和边缘叶脑组织。HSE 是常见的一种中枢神经系统感染疾病，为所有脑炎的 5%～20%，为所有病毒性脑炎的 20%～68%。该病呈世界性分布，不同人群、任何季节都可发病，年发病率为 1/25 万～1/50 万。年龄分布出现两极化，6 个月～20 岁约占 30%，大于 50 岁约占 50%。感染潜伏期为 1～26 天（平均 6～8 天）。HSV 主要分为Ⅰ型（多见于成人）与Ⅱ型（多见于儿童），大约 75% 感染 HSV 的新生儿是 HSV-Ⅱ型。

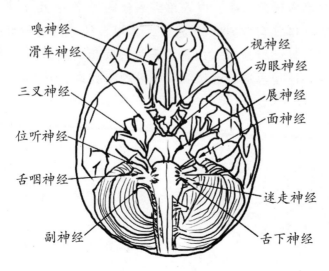

嗅神经
滑车神经
三叉神经
位听神经
舌咽神经
副神经
视神经
动眼神经
展神经
面神经
迷走神经
舌下神经

★ 单纯疱疹病毒性脑炎的病因及发病机制

◆ 单纯疱疹病毒性脑炎的病因

HSV 为脑实质感染主要致病原。HSV（疱疹病毒科）属于 DNA 病毒，分为 HSV-Ⅰ型与 HSV-Ⅱ型。

HSV-Ⅰ和 HSV-Ⅱ感染特点

	HSV-I	HSV-II
发病人群		婴幼儿为主
发病情况	急性、亚急性	多为急性爆发性
传播途径	呼吸道、亲密接触	母婴传播、亲密接触
原发灶	多见于三叉神经半月节，脊神经节	多见于生殖系统及邻近部位

◆ 单纯疱疹病毒性脑炎的发病机制

血清学研究表明，成人单纯疱疹脑炎（HSVE）患者大约有 2/3 以往有过 HSV 感染史，其中大约 10% 有唇面部的疱疹史。据此推断 HSVE 是由于隐匿病毒再次激活而发病，无论原发还是再次激活致病，中枢均能受累。HSV-Ⅰ感染后常潜伏于三叉神经半月节或脊神经节内，当机体免疫功能下降时可以通过三叉神经、嗅神经入颅。尸解显示感染最严重的部位是大脑颞叶、额叶底部以及边缘系统，这可能和

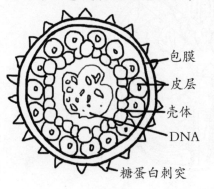

包膜
皮层
壳体
DNA
糖蛋白刺突

病毒入颅的途径有关。病毒造成宿主中枢神经系统感染乃至损伤是一个病毒和宿主相互作用的过程，病毒的致病取决于其毒性以及宿主对病毒的抵抗力和耐受力。

 病毒致病的作用

（1）直接杀伤作用：病毒可以通过产生溶酶体酶破坏细胞膜、自我增殖、抑制感染细胞的有丝分裂、氧化作用、诱导宿主细胞凋亡等多种途径直接杀伤细胞。

（2）间接杀伤作用：病毒在潜伏感染后可以再次激活，并对宿主产生不良免疫反应。

★ 单纯疱疹病毒性脑炎的临床表现

◆ 一般特征

单纯疱疹病毒脑炎发病呈非季节性，四季都能发病。任何年龄均可患病，50% 以上病例发生在 20 岁以上的成人；原发感染的潜伏期是 2 ~ 21 日，平均 6 日；前驱期多出现上呼吸道卡他症状，可有发热、全身不适、头痛、肌痛、嗜睡、腹痛及腹泻等症状。

◆ 脑实质受损表现

多急性起病，约 1/4 患者可有口唇疱疹史；发病后患者体温可达 38.4℃ ~ 40.0℃，并有头痛、轻微的意识及人格改变，有时以全身性或部分性运动性发作成为首发症状。头痛、头昏和

恶心呕吐发生率约50%；精神异常发生率约75%；意识障碍发生率约83.3%；随后病情缓慢进展，精神症状表现明显，

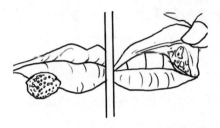

如注意力涣散、反应迟钝、言语减少、情感淡漠以及表情呆滞，患者呆坐或卧床，行动懒散，甚至生活无法自理，或表现木僵、缄默，或有动作增多、行为异常及冲动行为，智能障碍也较明显，部分患者可因为精神行为异常为首发或惟一症状而就诊于精神科。急进型单纯疱疹病毒性脑炎，早期可产生严重意识障碍，短期死于脑水肿所致的脑疝。

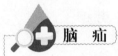

脑 疝

"疝"是指人体组织或器官一部分离开了原来的位置，通过人体间隙、缺损或薄弱部位进入其他部位。在脑卒中的急性期，通常会发生大量的出血，导致颅内压极度升高，脑组织被迫挤压至压力较小的脑硬膜间隙或者颅骨的生理孔道。脑因此产生的嵌顿就称为脑疝。

脑疝形成后，不仅严重地影响脑的血液循环，而且还会压迫脑干，引起呼吸障碍，造成缺氧和二氧化碳潴留，加重脑水肿，使颅内压升高。

脑疝是脑卒中的最危险信号。约有一半的患者死于脑疝。所以在急性期应密切观察患者的呼吸、脉搏、体温、血压和瞳孔变化，及时发现脑疝，并积极进行脱水治疗，控制颅内高压，减少死亡率。

◆神经局灶症状

神经局灶症状发生率为85%，主要表现偏盲、偏瘫、失语、眼肌麻痹、共济失调、多动（震颤、舞蹈样动作、肌阵挛）、脑膜刺激征等弥散性或局灶性脑损害表现。多数患者出现意识障碍，表现意识模糊或谵妄，随病情加剧可出现嗜睡、昏睡、昏迷或去皮质状态，部分患者在疾病早期就会出现明显意识障碍。

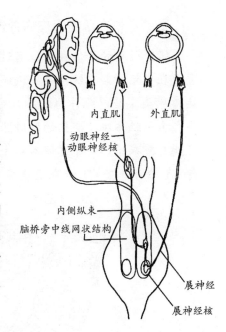

内直肌　　外直肌
动眼神经
动眼神经核
内侧纵束
脑桥旁中线网状结构
展神经
展神经核

◆癫痫发作

约1/3患者可产生全身性或部分性癫痫发作，典型复杂部分性发作提示颞叶和额叶受损，单纯部分性发作继发全身性发作也比较常见。重症患者因广泛脑实质坏死及脑水肿，引起颅内压增高，出现癫痫大发作，甚至形成脑疝而死亡。病程为数日至1~2个月。预后较差，死亡率较高，现因特异性抗HSV药物的早期应用，死亡率有所降低。

◆皮肤黏膜单纯疱疹

本病20%患者可出现皮肤黏膜单纯疱疹。部分患者发病初仅为三叉神经分布区的疼痛。病程为波动性进展，并可与结核性脑膜炎或隐球菌性脑膜炎合并存在。

腰穿检查单纯疱疹病毒性脑炎

腰穿检查的价值在于，通过脑脊液的检测能够提示是否存在中枢神经系统感染，进而可以区分是细菌感染还是病毒感染，并以此作为基础确定抗感染策略。但需注意，存在占位性体征、突出的脑肿胀或脑疝的患者，腰穿检查可能加重病情。对于怀疑存在上述情况的患者，应首先进行 CT 检查。若 CT 检查迅速完成且没有禁忌证，腰穿要尽量在 1 ~ 2 小时之内完成。

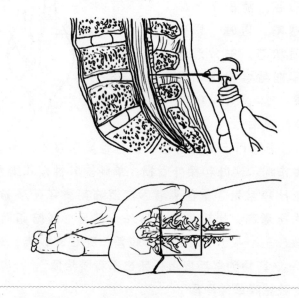

★单纯疱疹病毒性脑炎的诊断与鉴别诊断

◆单纯疱疹病毒性脑炎的诊断依据

▲起病急，皮肤、黏膜有疱疹史。

▲有发热、显著的精神行为异常、癫痫、意识障碍及早

期出现的局灶性神经系统损害体征。

▲脑脊液检查，白细胞计数增加（白细胞≥5/mm³），早期中性粒细胞增加为主，后期以淋巴细胞反应为主，糖及氯化物正常；发病早期脑脊液内可有红细胞出现。

▲头颅 CT 与 MRI 发现颞叶局灶性出血性脑软化灶。

▲脑电图及颞、额区损害为主的脑弥漫性异常。

▲免疫学检查脑脊液中特异性单纯疱疹病毒 -IgM 抗体呈阳性。

▲脑组织活检或病理可见脑组织细胞核内包涵体，或原位杂交发现 HSV 病毒核酸。

▲脑脊液 PCR 检测发现该病毒 DNA。

▲脑组织或脑脊液标本 HSV 分离、培养并鉴定。

◆单纯疱疹病毒性脑炎的确诊检查

▲脑脊液 PCR 检测发现该病毒 DNA。

▲双份脑脊液检查发现 HSV 特异性抗体有明显的变化趋势。

▲脑组织活检可见组织细胞核内嗜酸性包涵体，或脑组织 PCR 检测发现该病毒 DNA。

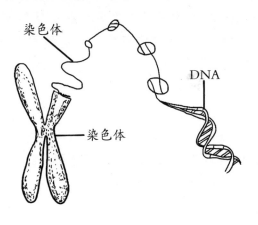

染色体

染色体

DNA

◆单纯疱疹病毒性脑炎的鉴别诊断

▲化脓性脑膜炎

患者出现全身感染中毒症状，临床表现除具有发热和脑膜刺激征的表现外，脑脊液细胞计数显著增多，以中性粒细胞增多为主，抗生素治疗有效。

▲结核性脑膜炎

脑脊液糖含量随病情发展呈进行性降低，起病缓慢，兼有结核慢性中毒体征。

▲脑肿瘤

病情进行缓慢，病程长，无发热和感染症状。神经系统局部定位体征通常较明显，脑脊液中蛋白含量明显升高，细胞计数多正常，影像学检查可明确。

▲上呼吸道感染

疾病的早期，精神症状不突出的病毒性脑炎不易区分。对于细菌性上呼吸道感染，临床上呼吸道感染体征与血常规可提示诊断。对于病毒性感染，特别是临床体征不明显时需要观察。

▲精神疾病

对于精神症状突出的病毒性脑炎在疾病早期不易区分。精神病可有家族史，辅助检查提示没有器质性病变，抗精神病药物治疗大多有效，此外需排除其他原因引起的精神障碍。

▲其他病毒性脑炎

其他病毒性脑炎包括乙脑、腮腺炎病毒性脑炎、麻疹病毒脑炎等。临床表现、流行病学等方面可进行鉴别，确诊主要靠血清和脑脊液病原学检查。

预防与治疗

★单纯疱疹病毒性脑炎的预防

◆锻炼

平时多锻炼，增强抗病能力，预防感冒。

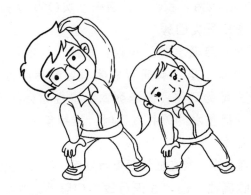

◆疫苗

除注意身体锻炼外，注射各种抗病毒疫苗是预防病毒性脑炎的根本途径。

★单纯疱疹病毒性脑炎的治疗

◆抗病毒治疗

▲阿昔洛韦（acyclovir，无环鸟苷，ACV）

广谱抗病毒药物，是鸟嘌呤衍生物，为首选用药，目前作为治疗 HSVE 的金标准，能够抑制 DNA 聚合酶，可透过血脑屏障。主要的副作用是暂时的肾功能不全，这是药物化合物在肾脏形成结晶所致，所以嘱多饮水。用药方法：静脉缓慢滴注（每次＞1 小时）。成人每次 10～15mg/kg，每日 2～3 次，疗程 10～21 天，少于 10 天者可能复发。

▲更昔洛韦（ganciclovir，丙氧鸟苷，DHPG）

广谱抗病毒药物，副作用较轻，选择性抑制病毒DNA的合成，效果好，尤其是对巨细胞病毒的作用更显著。主要不良反应是早期可逆性中性粒细胞减少。

▲喷昔洛韦（PCV）和泛昔洛韦（FCV）

为高选择抗HSV药物，FCV是PCV的针剂，生物利用度高。FCV用法：250～500mg，每天3次口服。7天一个疗程。

◆肾上腺皮质类固醇

控制炎症，降低水肿，原则：早期、大剂量、短程。目前使用存在争议，虽然有研究表明其对预后的改善有帮助，但是仍缺乏充足的证据，尚未列入病毒性脑炎的标准治疗之列。但是出现严重水肿等并发症时，推荐使用皮质醇。

▲甲泼尼龙

抗炎作用最强，常在症状严重时应用。用法：500～1000mg每天1次静脉滴注，连续3天后改为口服泼尼松。

▲地塞米松

重症HSV常用药物。用法：10～20mg每天1次静脉滴注，疗程10～14天。然后改为口服泼尼松40～50mg，每日1次，等到病情稳定后每3天减量5～10mg，直至减完。

脑细胞营养剂

脑细胞营养剂可用来改善脑细胞代谢、促进脑功能的恢复，在恢复期可用来康复治疗。

脑细胞营养剂主要包括：三磷酸腺苷、辅酶A、胞二磷胆碱、脑活素、细胞色素C等。

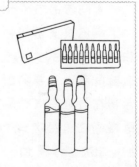

日常保养

◆胆碱

鱼类含有胆碱，补充乙酰胆碱是增强记忆力的有效方法之一。瘦肉、鸡蛋等均含有丰富的胆碱。

◆卵磷脂

卵磷脂能增强脑部活力，延续脑细胞老化。蛋黄含有丰富的卵磷脂，可以适量进食。

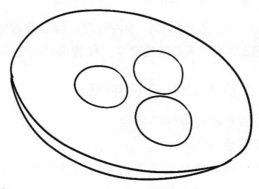

◆豆腐

豆腐对改善大脑功能具有一定作用，豌豆、油菜、芹菜、莲藕、牛奶、白菜等也可食用。

十四 脑器质性精神障碍

认识疾病

器质性精神障碍（OMD）是指因脑部疾病或躯体疾病导致的精神障碍。前者称为脑器质性精神障碍，如脑变性、脑血管病、颅内感染、颅脑创伤、颅内肿瘤、癫痫等导致的精神障碍。在具有脑器质性病变的患者中，精神障碍的发病率较高。

★脑器质性精神障碍的病因

◆脑器质性精神障碍的病因

▲直接病因

脑器质性精神障碍的直接病因主要为原发性中枢神经系统疾病，大致包括如下几种：

（1）变性疾病，包括阿尔茨海默病、帕金森病、路易体痴呆等。

（2）血管性疾病，包括脑卒中、血管性痴呆等。

（3）占位性疾病，包括肿瘤、硬膜下血肿等。

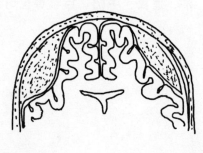

（4）感染性疾病，包括脑炎、神经梅毒、艾滋病等。

（5）创伤性疾病，包括脑外伤等。

（6）中毒、缺氧性疾病，包括酒精中毒、一氧化碳中毒、药物中毒等。

（7）癫痫。

▲间接病因

脑器质性精神障碍的间接病因主要为其他躯体疾病，化学、物理、生物学因素等继发中枢神经系统结构和（或）功能异常。其病因具体有：肿瘤性疾病导致的脑或脑膜转移；肺炎、感染性心内膜炎等躯体感染；肾上腺与甲状腺功能异常、嗜铬细胞瘤等内分泌障碍；系统性红斑狼疮、类风湿关节炎等结缔组织病；呼吸、循环、消化、肾脏等脏器疾病；毒物、放疗等理化因素。

 阿尔茨海默病

阿尔茨海默病（AD）是一种起病隐匿的进行性发展的神经系统退行性疾病。临床表现为记忆障碍、失语、失用、失认、视空间技能损害、执行功能障碍以及人格和行为改变等，病因至今不明。65岁以前发病者，称早老性痴呆；65岁以后发病者称老年性痴呆。

★脑器质性精神障碍的临床表现

◆精神症状

▲自知力障碍

自知力是指患者对其病理性精神状态的认识能力。能够正确觉察自己的精神状态存在异常并能意识到治疗的必要性者，称为"有自知力"；认为自己的精神病理状态不是病态者，称为"无自知力"；介于两者之间者，称为"有部分自知力"。脑器质性精神障碍患者，往往表现为无自知力或仅有部分自知力；常否认罹患疾病而拒绝治疗。

▲知觉障碍

主要表现为错觉和幻觉。

（1）错觉是指对客观事物发生错误感知。如将草绳看成蛇、将墙上裂纹看成一幅画等。脑器质性精神障碍导致的病理性错觉，患者常坚信不疑，伴情绪和行为异常，不易及时纠正。

（2）幻觉指缺乏外界相应客观刺激作用于感觉器官时所呈现的较为逼真的知觉体验，如没有人讲话时听见讲话的声音。包括听幻觉、视幻觉、味幻觉、嗅幻觉、触幻觉、本体幻觉等；其中，以听幻觉最为常见。

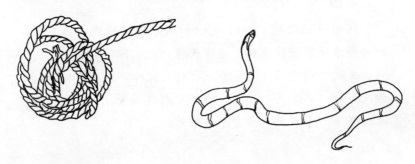

▲注意障碍

（1）注意减弱：既可以表现为被动注意减弱，如警觉性的下降；又可以表现为主动注意减弱，如对外界的言语或非言语刺激反应减慢，或无法做出正确反应，或没有反应。

（2）注意狭窄：心理活动只能固定在某个范围内，不能随意志或外界环境的变化进行分配及转移。

（3）病理性注意增强：表现为持续、稳定地将心理活动锁定在某一目标或某一类对象上。

（4）注意缓慢：注意的兴奋过程延缓，对外界刺激的应答反应时间延长。

（5）病理性注意转移：表现为心理活动无法稳定在某一对象上，频繁发生注意力的转移。

▲记忆障碍

可在识记、保存、回忆、再认这四个记忆基本过程的不同阶段出现。主要表现为记忆减退及遗忘。

（1）记忆减退：对既往经验或重大事件很难回忆或新印象转瞬即逝，识记、保存、回忆与再认普遍受损，远、近记忆都减退，以近记忆减退多见。

（2）遗忘：可表现为顺行性遗忘、逆行性遗忘、进行性遗忘、阶段性遗忘、错构以及虚构等各种不同类型。

 顺行性遗忘、逆行性遗忘、进行性遗忘及阶段性遗忘

顺行性遗忘指疾病发生后一段时间，尤其是出现意识障碍后一段时间经历的遗忘，但对疾病前经历的记忆则保留。

逆行性遗忘指疾病发生前一段时间经历的遗忘。

进行性遗忘是指遗忘的发展呈进行性趋势，由轻逐渐加重构成一个连续的病程。

阶段性遗忘表现为对过去生活中的某一段经历或事件的回忆障碍。

▲智能障碍

表现为常识、判断推理、理解力、计算力的全面减退。各种因素引发中枢神经系统发育不良或受阻滞而造成的智能障碍，称为精神发育迟滞；中枢神经系统发育成熟后，当中枢神经系统产生病变，或躯体疾病，或其他物理、化学和生物学因素所导致的中枢神经系统功能严重损伤时，出现智能全面受损，称为痴呆；出现智能部分损害，则称为部分性痴呆。患者社会功能常常也发生减退，严重者日常生活无法自理。

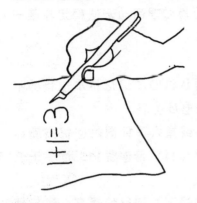

▲思维障碍

（1）思维形式障碍：表现为思维奔逸、思维散漫、思维迟缓、思维贫乏、思维阻隔、赘述、病理性象征性思维、语词新作、被洞悉感等。

（2）思维内容障碍：主要表现为妄想，即内容和事实不符、也不符合患者文化水平及社会背景的一种病理信念；但患者仍对此坚信不疑，很难用摆事实、讲道理的方法纠正。

▲人格障碍

主要表现为个人兴趣爱好、情感反应、理想信念、心境倾向性、意志特征以及行为方式选择的改变。可发生偏执型、分裂型、社交紊乱型、表演型、强迫型、回避型、依赖型等多种类型的人格障碍。

▲其他精神病学症状

如焦虑或抑郁等神经症样综合征或情感障碍综合征；解离（转换）综合征等。

相应脑区的解剖及生理功能

（1）额叶：额叶损害常有人格变化。

（2）顶叶：顶叶损害较少出现精神症状，而常易导致各种复杂的复合感觉（如实体辨别觉和图形觉）障碍，这些神经症状极易被误诊为神经症。

（3）颞叶：颞叶损害常出现智能损害与人格改变，可有情绪失控、攻击行为、癫痫发作及精神分裂症样精神障碍。

（4）枕叶：枕叶作为视觉高级中枢，其损害可导致复杂的视觉认知功能障碍，易被误诊为癔症。

（5）胼胝体：作为大脑左右半球之间最大的联系通路，其病变经常累及双侧半球，并导致快速而严重的智能减退。

（6）间脑：脑深部中线结构病变。

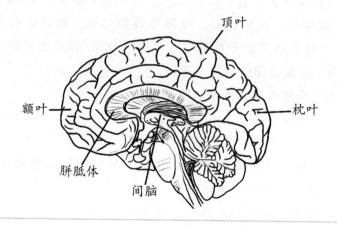

★脑器质性精神障碍的诊断及鉴别诊断

◆脑器质性精神障碍的诊断

（1）对于出现精神障碍的患者，首先需要注意区别究竟是器质性精神障碍还是功能性精神障碍。正确诊断的关键：①需要注意病史中提示为器质性疾病的内容，如体重和大小便情况，有无脑外伤、炎症、脑血管病、癫痫等，有无重要躯体疾病，有无毒物接触史，是否出现头痛、呕吐、抽搐等神经系统症状，以及有无其他躯体疾病的相关表现。②精神检查需客观评估精神障碍特点及严重程度。③神经系统检查应注意发现神经系统阳性体征，特别是病理征、脑膜刺激征、原始反射。其他系统检查应注意是否具有其他躯体病变的各种阳性体征。

（2）诊断标准

1）有器质性疾病的病史，体格检查和实验室检查发现器质性疾病证据。精神障碍表现为下列综合征之一，并至少有1项：智能损害，遗忘综合征，意识障碍（谵妄），解离（转换）综合征，人格改变，情感障碍综合征（躁狂或抑郁），精神病性症状（幻觉妄想、紧张综合征），神经症样综合征（焦虑、情感脆弱综合征）等。

2）日常生活或社会功能受限。

3）精神障碍的发生、发展以及病程与原发器质性疾病有关。

4）缺乏精神障碍由其他原因（如精神活性物质滥用、应激因素）导致的足够依据。

◆脑器质性精神障碍的鉴别诊断

▲神经症

神经症是一组以焦虑、抑郁、恐惧、强迫、疑病症或神经衰弱为主要表现的精神障碍，包括躯体形式障碍。但通常没有明显或持续的精神病性症状。患者于疾病发作期保持较好的自知力，对疾病体验痛苦；且没有明确的器质性病变当作基础。

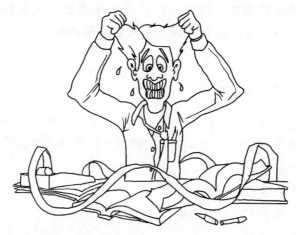

▲精神分裂症

精神分裂症的病因尚不清楚，多在青壮年发病，常有感知、思维、情感、行为等多方面的障碍和精神活动的不协调，通常无意识障碍和明显的智能障碍。病程多迁延，无相关脑器质性病变和躯体疾病的病史及体征。

▲心境障碍

以持久而明显的心境或情感改变为主要特征，以情绪高涨或低落为主要的原发症状，常伴相应的认知和行为改变，其病程多表现为间歇性，且有反复发作的倾向。无相关脑器质性病变和躯体疾病的病史及体征。

▲精神活性物质所致精神障碍

患者有精神活性物质滥用史，多存在耐受性增加或戒断的表现；精神活性物质的滥用与精神健康状况密切有关。

▲应激相关障碍

应激相关障碍是指因为强烈或持久的心理社会因素直接作用而引起的一组功能性精神障碍。其典型特征包括：心理社会因素是直接原因，无器质性疾病基础；临床表现和精神刺激因素密切相关；病因消除或改变环境后，大多数患者精神症状逐渐消失；预后良好，无人格方面的缺陷。

 遗忘综合征

遗忘综合征就是记忆障碍，可为急性意识模糊状态或痴呆的一种表现，也可以是一种孤立的异常。孤立的异常可见于急性和慢性病变。

急性遗忘综合征。临床可伴发于急性意识模糊状态，也见于：

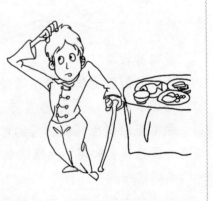

（1）头部外伤。

（2）脑缺氧或缺血。

（3）双侧大脑后动脉闭塞。

（4）短暂性全面遗忘症。

（5）酒精性一过性记忆丧失。

慢性遗忘综合征。临床常伴发于痴呆，也见于：

（1）酒精性 Korsakoff 遗忘综合征。

（2）脑炎后遗忘症。

（3）脑肿瘤。

（4）副肿瘤性边缘叶脑炎。

预防与治疗

★脑器质性精神障碍的预防

◆高血压

高血压是严重危害人们健康的最常见疾病之一，高血压
的危害不容小视，但是许多患
者因缺乏应有的自我保健常
识，不注意定期监测血压，使
得高血压不能及时有效地得到
控制，心、脑、肾三个重要的
生命器官就会受到致命性打
击，进而产生严重的并发症。

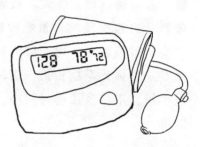

◆糖尿病

糖尿病神经病变是糖尿病最常见的慢性并发症之一，是
糖尿病致死或致残的主要原因。

◆肥胖

肥胖者容易患高血压、血脂紊乱和糖尿病，而有高血
压、血脂紊乱及糖尿病的肥胖者，大脑更容易出问题。

★脑器质性精神障碍的治疗

◆病因治疗

依据引起器质性精神障碍的不同病因，采取相应的治
疗。如颅内感染者，应积极采取抗感染治疗；脑肿瘤患者则
需采取手术、放疗、化疗等措施；癫痫患者，应予以相应的
抗癫痫治疗；脑变性疾病患者，可应用维生素、ATP、辅酶
A 等促进脑营养代谢的药物。

◆对症治疗

采用精神药物对症处理患者的精神症状，以不加重原有器质性疾病为前提。精神药物使用的原则是选用安全有效、副作用小的药物，尽可能采用最小剂量，短期使用，避免多药合用。器质性精神障碍患者多为老年人，应避免使用抗胆碱能药物。传统抗精神病药物方面，如氯丙嗪、舒必利等，因为毒性作用较大、抗胆碱能及锥体外系副作用较强等因素，已较少使用。氟哌啶醇可选择性阻断 D2 受体，对阳性症状效果肯定，对心肝肾影响较小，可酌情使用，但应注意有无锥体外系副作用。第二代抗精神病药物如利培酮、奥氮平等，不良反应相对较小，对阴性症状亦有疗效，可酌情使用。

日常保养

◆加强护理

意识障碍、智能障碍和癫痫发作患者尤其是较重者需安排专人护理，做好安全防护。因幻觉、妄想而兴奋不安的患者除依照兴奋患者护理常规护理患者之外，还应针对患者具体情况制作护理计划。做好肢体活动障碍、躯体移动障碍患者的生活护理，及时帮助其进行必要的或患者所需的活动，及时减少环境中存在的危险因素。

◆健康教育

慢性脑病综合征或病情较轻的患者，不要与兴奋患者处于较近的环境中。掌握如何适应老年期肢体功能衰退和肢体后遗功能障碍，掌握合理的活动强度。尽快熟悉环境和适应病后所需的生活方式。

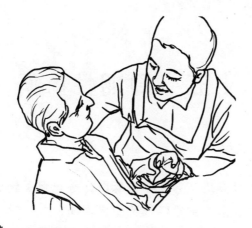

◆香菇

香菇含丰富的维生素 D 原，香菇多糖可以提高辅助性 T 细胞的活力而增强人体体液免疫功能。

 韦氏智力测验

本测验的目的是从感觉、情感、思维、意识、行为直至生活习惯、人际关系、饮食睡眠等多种角度，评价一个人是否有某种心理症状及其严重程度如何。它对存在心理症状（即有可能处于心理障碍或心理障碍边缘）的人具有良好的区分能力。适用于测查某人群中那些人可能具有的心理障碍、某人可能有何种心理障碍以及严重程度如何。不适合于躁狂症和精神分裂症。

十五　周期性瘫痪

认识疾病

　　周期性瘫痪，又名周期性麻痹，是一组反复发作的以骨骼肌弛缓性瘫痪为主要特征的肌肉疾病，发作时多伴有血清钾含量的异常。根据发作时血清钾含量，主要分为三种类型：低钾型、高钾型及正常血钾型。以低钾型最多见，其中部分病例是由甲状腺功能亢进、醛固酮增多症、肾小管酸中毒等引发低钾导致的周期性瘫痪，称为继发性周期性瘫痪。原发性

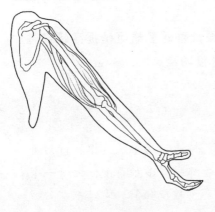

周期性瘫痪的患病率是 1:200000 ～ 1:100000，发病率约为 1:100000。本节主要介绍低钾型周期性瘫痪。

★ 周期性瘫痪的病因及发病机制

◆ 周期性瘫痪的病因

　　低钾型周期性瘫痪是常染色体显性遗传性疾病，其致病基因主要位于 1 号染色体长臂（1q31-32），此基因编码肌细胞二氢吡啶敏感的 L 型钙离子通道蛋白，是二氢吡啶复合受体的一部分，位于横管系统，通过调节肌质网钙离子的释放

而影响肌肉的兴奋 - 收缩偶联。肌无力在饱餐后或激烈运动后的休息中最易发作，能促使钾离子转入细胞内的因素包括注射胰岛素、肾上腺素可诱发该病，大量葡糖糖也能诱发。

◆周期性瘫痪的发病机制

具体发病机制可能与骨骼肌细胞内膜内、外钾离子浓度的波动相关。在正常情况下，钾离子浓度在肌膜内高，肌膜外低，当两侧维持正常比例时，肌膜才能保持正常的静息电位，才能为 ACh 的去极化发挥正常的作用。本病患者的肌细胞膜常常处于轻度去极化状态，较不稳定，电位稍有变化即产生钠离子在膜上的通路受阻，造成电活动的传播障碍。在疾病发作期间，受累肌肉对一切电刺激都不起反应，处于瘫痪状态。

★ 周期性瘫痪的临床表现

（1）发病年龄：任何年龄都能发病，以青壮年（20 ～ 40 岁）男性发病居多，随年龄增长发作次数逐渐减少。

（2）诱发因素：劳累、饱食碳水化合物、寒冷、酗酒、感染、精神刺激等。

（3）发作时间：多在夜间睡眠或清晨起床时发作。

（4）症状及体征：病前可出现肌肉疼痛、感觉异常等不适。发作时四肢弛缓性无力或瘫痪，近端重于远端，下肢重于上肢，也可由下肢逐渐侵及上肢，数小时至数日可达高峰，腱反射正常、减弱或

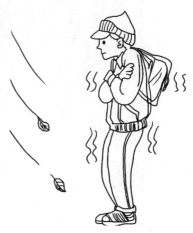

消失，感觉检查无异常。严重病例可出现呼吸肌麻痹、心律失常等危及生命的情况。发作期间神志清晰，脑神经支配肌肉、膀胱直肠括约肌功能通常不受累。

（5）发作频率：数天、数月、数年不等，有的一生只发作1次，少数病例发作数次后可出现持续性无力，补钾不能完全缓解。

（6）常有家族史，呈常染色体显性遗传。

瘫痪

瘫痪是运动功能的减低或丧失，是神经系统常见的症状。

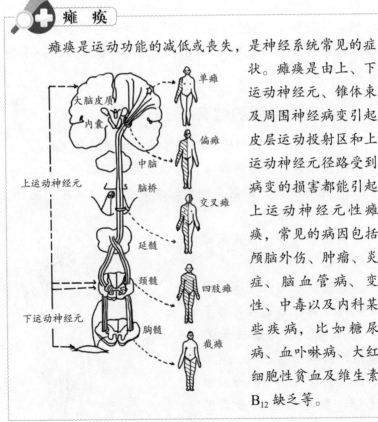

瘫痪是由上、下运动神经元、锥体束及周围神经病变引起皮层运动投射区和上运动神经元径路受到病变的损害都能引起上运动神经元性瘫痪，常见的病因包括颅脑外伤、肿瘤、炎症、脑血管病、变性、中毒以及内科某些疾病，比如糖尿病、血卟啉病、大红细胞性贫血及维生素B_{12}缺乏等。

★诊断及鉴别诊断

◆诊断

（1）反复发作肢体无力。

（2）发作期血清钾降低。

（3）心电图呈低钾性变化。

（4）补钾后肌无力缓解。

（5）发作间期正常。

◆鉴别诊断

▲高钾型周期性瘫痪

本病通常在 10 岁以前发病，白天运动后发作频率较高。肌无力症状持续时间短，发作时血钾升高，心电图呈高血钾改变，可自行缓解，或降血钾治疗可好转。

▲正常血钾型周期性瘫痪

本病较少见，10 岁前发病，经常在夜间发作，肌无力持续时间较长，无肌强直表现。血钾正常，补钾后症状严重，服钠后症状减轻。

▲重症肌无力

亚急性起病，可波及四肢及脑神经支配肌肉，症状呈波动性，晨轻暮重，病态疲劳。疲劳试验和新斯的明试验阳性。血清钾正常，重复神经电刺激波幅递减，抗乙酰胆碱受体抗体阳性可帮助鉴别。

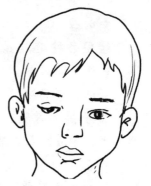

▲吉兰－巴雷综合征

本病呈四肢弛缓性瘫痪，近端轻于远端，可有周围性感觉觉障碍与脑神经损害，脑脊液蛋白－细胞分离现象，肌电图神经源性损害，可以与低钾型周期性瘫痪鉴别。

▲继发性低血钾

散发病例应与可反复造成低血钾的疾病鉴别，如甲亢、腹泻、失钾性肾炎、原发性醛固酮增多症、肾小管酸中毒、药源性低钾麻痹（噻嗪类利尿剂、皮质类固醇等）等。但上述疾病都有原发病的其他特殊症状可资鉴别。

 心电图检查周期性瘫痪

可呈典型的低钾性改变，P-R 间期和 Q-T 间期延长，QRS 增宽，ST 段降低，T 波低平，II、V_2、V_3、V_4 等导联 u 波显著。

预防与治疗

★ 周期性瘫痪的预防

◆诱因

避免各种诱发因素，包括受冻、饱餐、酗酒、精神刺激、外伤、过劳等。

◆激素类药物

对于肾上腺素、胰岛素、激素类药物应慎用或禁用。

◆食盐

平时少食多餐，限制食盐摄入量；发作频繁者，可服用

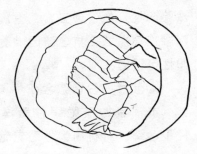

氯化钾或螺旋内酯以预防发作。

★ 周期性瘫痪的治疗

（1）发作时可使用10%氯化钾或10%枸橼酸钾20～50mL顿服，24小时内再分次口服，一天的总量为10g；如无效可继续服用10%氯化钾或10%枸橼酸钾30～60mL/d，直到好转；病情好转后逐渐减量，一般不用静脉给药，避免发生高血钾而造成危险；重症病例可采用10%氯化钾10～15mL加入500mL生理盐水中缓慢静脉滴注，并与氯化钾口服合用。

（2）对发作频繁者，发作间歇期可给予钾盐1g，每日3次，口服；螺内酯200mg，每日2次；或乙酰唑胺250mg，每日3～4次，口服，以防止发作。

癔　症

分离（转换）性障碍是一类由明显精神因素包括重大生活事件，内心冲突、情绪激动、暗示或自我暗示，以及作用于易病个体所导致的以解离和转换症状为主的精神疾病。解离症状又称为癔症性精神症状，是指患者部分或完全丧失对自我身份的识别和对过去的记忆，而表现为意识范围缩小、选择性遗忘或精神暴发等。

日常保养

◆休息

提供安静、舒适的环境，使患者位于病床少、病情轻的病室，保持适宜的温度及湿度，通风良好，空气新鲜，避免强光刺激。避免剧烈运动和感染，以免使患者自身应激性增强，导致肾上腺素分泌增多，血钾降低。同时应避免寒冷和情绪激动。患者外出时需有人陪同，以免意外事故的发生。

◆饮食

针对甲亢同时合并低钾型周期性麻痹的特征，患者除进食低碘、高蛋白、高维生素饮食外，还需要多吃豆类、水果、红枣、花生、动物内脏等含钾高的食品，这类食物每100g含钾200mg。禁饮浓茶、咖啡、酒等刺激性饮料，避免引起兴奋。

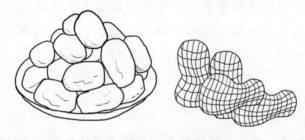

◆用药

患者应掌握补钾的重要性和必要性。甲亢术前还应口服卢戈碘，掌握服药的剂量和注意事项。

◆心理

甲亢患者本身情绪不稳、易激惹，当合并低钾型周期性麻痹，严重者出现软瘫，失去运动能力。患者应及时说出自己的担忧，消除消极心理状态，树立自信心，积极配合治疗。

患者需保持稳定的情绪，合理饮食，根据医嘱服药，积极配合术前准备，早日手术，缩短住院时间，收到良好效果。

十六　进行性肌营养不良

认识疾病

进行性肌营养不良（PMD）是一组遗传性肌肉疾病，遗传方式较多，主要表现为进行性肌肉无力、萎缩，无感觉障碍。

★进行性肌营养不良的病因及发病机制

◆进行性肌营养不良的病因

（1）多种学说：血管源性、神经源性、肌纤维再生错乱以及肌细胞膜功能障碍。

（2）几乎都与遗传有关。

（3）已确认 DMD 和 BMD 是 X 连锁隐性遗传病，致病基因定位于 X 染色体短臂 2 区 1 带（Xp21.1-21.3），并证明主要是基因缺失。

（4）Duchenne 型，是 X 染色体短臂 Xp21.2-Xp21.3 序列的基因缺陷所致。男性发病，女性携带基因。新突变约为 1/3。发病率约 30/ 每 10 万活产婴。

（5）Becker 型 可 能 是 Rc8DNA Xp21 和 L1.28DNA 序列之间的基因所致。发病率约 3/ 每 10 万活产婴。

（6）各型的基因位点与致病过程随分子生物研究的深入将逐步得到了解。

◆进行性肌营养不良的发病机制

（1）抗肌萎缩蛋白（DP）的基因位于X染色体短臂（p21）。它和糖蛋白结合形成肌营养不良蛋白－糖蛋白的复合体后方可发挥稳定细胞膜作用。体外培养的DMD肌细胞中，在已形成的肌管中，都未检测出DP。

（2）DMD患者因为基因缺失导致DP表达缺乏，肌纤维缺乏DP，使得DP糖蛋白形成障碍，引起肌细胞膜结构缺陷以及功能障碍，大量游离钙、高浓度细胞外液和补体成分进入肌纤维，导致肌细胞内蛋白质释放和补体激活，肌原纤维断裂、坏死以及巨噬细胞对坏死组织吞噬、清除，造成功能障碍而发病。

★ 进行性肌营养不良的病理

肌细胞的变性、坏死、再生以及结缔组织增生，肌纤维萎缩肥大均为进行性肌营养不良的共同病理特点，使用不同的抗体进行免疫组化染色，可进一步区分不同的类型。

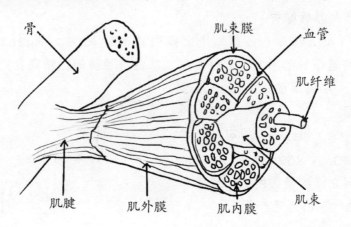

强直性肌营养不良

　　该病少见，为常染色体显性遗传，任何年龄都能发病，多首先波及远端手部及足部的小肌肉，无假性肥大，早期常表现为肢体远端的无力，罕见面肌、眼肌或咽喉肌无力，进展缓慢，逐渐出现肌强直与肌萎缩，肌肉萎缩以四肢远端为主，可发展到面肌，咬肌，颞肌及胸锁乳突肌，所以患者面部瘦长，呈斧头面，鹅颈，有的患者还可能出现言语不清，吞咽困难，大多数患者有白内障，脱发，性功能障碍，不孕以及智力低下等表现，晚期可出现瘫痪和心肌损害，血清酶正常或轻微升高，肌电图及肌肉病理有助于鉴别。

★进行性肌营养不良的临床表现

◆假肥大型肌营养不良

▲Duchenne型肌营养不良

（1）是我国最常见的肌营养不良类型，3～5岁隐袭发病。

（2）骨盆带肌无力：表现为行走迟缓、脚尖着地、易跌倒；上楼及蹲起困难；行走时骨盆向两侧摆动，呈典型的"鸭步"等。

（3）肩胛带肌、上臂肌同时受累，但程度较轻。因为肩胛带松弛形成游离肩。由于前锯肌和斜方肌萎缩无力，举臂时肩胛骨内侧远离胸壁，两肩胛呈翼状竖起于背部，称为"翼状肩胛"，在两臂前推时最显著。

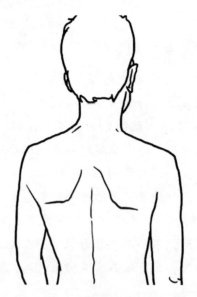

（4）90%的患儿有肌肉假性肥大，触之坚韧，是首发症状之一。以腓肠肌最显著，也可出现在三角肌、臀肌、股四头肌、冈下肌和肱三头肌等。

（5）大多数患者伴心肌损害，出现心律不齐等症状。约30%的患儿具有不同程度的智能障碍。平滑肌受损可出现胃肠功能障碍，如呕吐、腹痛、腹泻、吸收不良、巨结肠等。

（6）患儿12岁无法行走，需坐轮椅，这是鉴别DMD和BMD的主要依据。

▲ Becker 型肌营养不良

（1）该病呈常染色体隐性遗传。

（2）临床表现与DMD类似，但进展缓慢，病情较轻。12岁尚能行走，心脏较少受累，智力正常，存活期长，接近正常寿命。

Gower 征

　　自仰卧位到直立位时先翻身俯卧，其次屈膝屈髋，手支撑躯干成俯跪位，然后以双手及双腿共同支撑躯干，接着用手按压膝部辅助股四头肌肌力，身体呈深鞠躬位。再支撑躯干最后才达到直立位置。

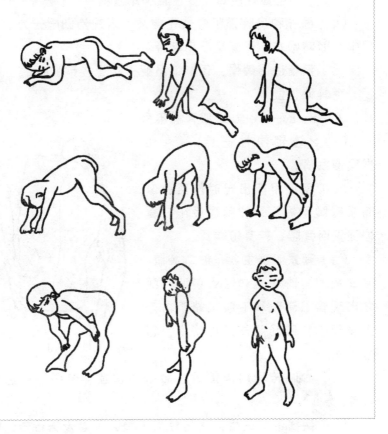

◆肢带型肌营养不良

（1）常染色体显性或隐性遗传，散发病例较多，10～20

岁发病。

（2）首发症状大多是骨盆肌肉萎缩、腰椎前凸、鸭步、下肢近端无力出现上楼困难，可有腓肠肌假性肥大。

（3）逐渐出现肩胛带肌肉萎缩、抬臂和梳头困难、翼状肩胛，面肌通常不受累。

◆面肩肱型肌营养不良

（1）常染色显性遗传，多在青少年发病。

（2）面部和肩胛带肌肉最先侵及，表现为闭眼无力，吹口哨、鼓腮困难，逐渐延及肩胛带肌。

（3）病情进展缓慢，逐渐波及躯干和骨盆带肌肉。

◆其他类型

▲ Emery-Dreifuss 肌营养不良

（1）X 连锁隐性遗传，5 ~ 15岁缓慢发病。

（2）疾病早期出现肘部屈曲挛缩及跟腱缩短，颈部前屈受限，脊柱强直而弯腰、转身困难。

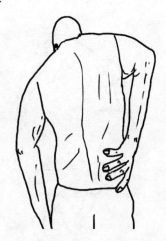

（3）受累肌群主要是肱二头肌、肱三头肌、腓骨肌和胫骨前肌，随之出现骨盆带肌和下肢近端肌肉无力及萎缩，腓肠肌无假性肥大，智力正常。

（4）心脏传导功能障碍，如心动过速、晕厥、心房纤颤等。

（5）疾病进展缓慢，病情轻重不等，重者无法行走，轻者无明显症状。

▲远端型肌营养不良

少见，多呈常染色体显性遗传，10～50岁均可发病，肌无力和萎缩始于四肢远端、腕踝关节周围以及手足的小肌肉，如大、小鱼际肌萎缩；伸肌受累明显。

▲眼咽型肌营养不良

又称 Kiloh-Nevin 型，较罕见。常染色体显性遗传，20～30岁缓慢发病，最初表现为双侧眼睑下垂伴头后仰和额肌收缩，其后可波及眼外肌，出现复视，易误诊为重症肌无力；无肢体肌肉萎缩及腱反射消失。

▲先天性肌营养不良

出生时或婴儿时发病，表现为全身严重肌无力、肌张力下降以及骨关节挛缩。面肌可轻度受累，也可有眼外肌麻痹、腱反射减弱或消失。

PCR 技术

该技术是在模板 DNA、引物及四种脱氧核糖核苷酸存在下，依赖于 DNA 聚合酶的酶促合成反应。DNA 聚合酶以单链 DNA 作为模板，借助一小段双链 DNA 来进行合成，通过一个或两个人工合成的寡核苷酸引物和单链 DNA 模板中的一段互补序列结合，形成部分双链。在合适的温度和环境下，DNA 聚合酶将脱氧单核苷酸连接到引物 3′-OH 末端，并以此为起始点，沿模板 5′→3′ 方向延伸，形成一条新的 DNA 互补链。

★进行性肌营养不良的诊断及鉴别诊断

◆进行性肌营养不良的诊断

（1）缓慢进展。

（2）近端为主的肢体无力萎缩。

（3）肌电图显示典型肌源性损害。

（4）肌肉活检可见肌纤维变性、坏死、再生、结缔组织增生。

（5）基因检测示特定位点突变。

◆进行性肌营养不良的鉴别诊断

▲少年近端型脊髓性肌萎缩

该病为常染色体显性和隐性遗传。青少年发病，主要表现对称分布的四肢近端肌萎缩，有肌束震颤；肌电图显示神经源性损害，肌肉病理为神经性萎缩；基因检测表明染色体5q11 ~ 13 的 SMN 基因缺失、突变或移码可确诊。主要与肢带型肌营养不良鉴别。

▲慢性多发性肌炎

无遗传史，病情进展较快，可出现对称性肢体近端无力。主要和肢带型肌营养不良进行鉴别。血清 CK 水平正常或轻度升高，肌肉病理满足肌炎改变；皮质类固醇疗效好，易于鉴别。

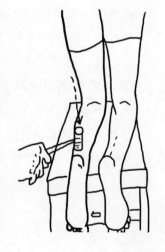

▲肌萎缩侧索硬化症

由于手足小肌肉萎缩、无力应与远端型肌营养不良相鉴别。本病除肌肉萎缩、无力外，还包括肌跳、肌张力高、腱反射亢进、病理征阳性。

预防与治疗

★进行性肌营养不良的预防

◆基因携带者的检出

（1）肯定携带者：一名或一名以上男患儿的母亲，同时患者的姨表兄弟或舅父同病。

（2）拟诊携带者：两名以上患者的母系亲属中没有先证者。

（3）可疑携带者：散发病例的母亲或患者的同胞姐妹。

◆产检

（1）有 Duclume 型家族史者应首先区别胎儿性别：50%男性胎儿可能患病。

（2）应在受孕 14 周内用 DNA 探针进行产前检查，若发现胎儿为 DMP/BMD，应早期进行人工流产，以防病儿出生。

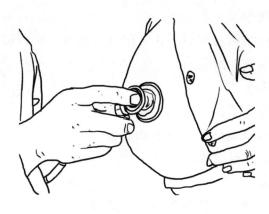

★ 进行性肌营养不良的治疗

◆ 免疫抑制剂

皮质类固醇类激素（如泼尼松）是使用最广泛的药物，但不能改变患者的预后。

◆ 成肌细胞移植

应用患者父母、兄弟或其他正常肌细胞注射至患者体内，外来的成肌细胞到 Duchenne 型患者的肌纤维中，增加正常的 dystrhphin 基因及肌肉中的某些蛋白，从而避免肌纤维的损伤和坏死。

◆ 基因治疗

将 dystrhphin 基因通过质粒与病毒（腺毒素、反转录病毒）等载体转入病肌组织中成为研究热点。可是病毒转染 dystrhphin 基因的表达效率不高；同时因为病毒作为载体具有较高的抗原性等缺陷限制了其临床应用。

日常保养

◆ 环境

保持环境清洁安静，注意防潮与防寒，积极预防和治疗呼吸道感染等并发症。

◆ 锻炼

坚持体育锻炼，自我按摩以增加活动，促进血液循环，预防肌肉萎缩，锻炼应适度，不可过劳。

◆ 饮食

饮食宜清淡、营养丰富，禁食或少食油腻厚味、伤津耗液及损伤脾胃的东西，可多食鱼类、蛋类、鸡肉、瘦猪肉等，但不可太多，以免损伤脾胃。白菜、豆芽、西红柿、山楂、广柑、枣子之类的蔬菜水果可以适量多食一些。在保证营养的同时，应适当控制体重。

◆心情

积极与疾病做斗争，坚持一定的娱乐活动，促使患者建立乐观、开朗的情绪，树立以坚强毅力战胜疾病的信心。

十七　运动神经元病

认识疾病

运动神经元病（MND）是一组病因尚不清楚的选择性侵犯脊髓前角细胞、脑干后组运动神经元、皮质锥体细胞和锥体束的慢性进行性变性疾病。在对 MND 研究过程中，4 种疾病广泛出现，它们是肌萎缩侧索硬化症（ALS）、进行性脊肌萎缩（PSMA）、原发性侧索硬化（PLS）、进行性延髓麻痹（PBP）。其中 ALS 是运动神经元病中最常见的类型。成人 MND 通常在 30 ~ 60 岁发病，男性多见。

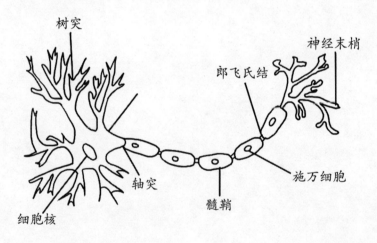

★运动神经元病的病因及发病机制

◆遗传因素

5%～10%的 ALS 患者具有遗传性，称为家族性肌萎缩侧索硬化（FALS），成年型属常染色体显性或隐性遗传，临床上和散发病例难以区分。目前基因研究已确定常染色体显性遗传型和铜／锌常染色体隐性遗传型突变基因定位于2q33-q35。

◆中毒因素

兴奋毒性神经递质如谷氨酸盐可能在 ALS 起病中参与神经元死亡，其原因可能是星形胶质细胞谷氨酸盐转运体运输的谷氨酸盐摄取减少引起。对这种兴奋毒性，SOD1 酶是细胞防卫体系之一，可以解毒自由基超氧化物阴离子。另外，植物毒素如木薯中毒，微量元素缺乏或堆积，摄入过量的铝、锰、铜、硅等元素，以及神经营养因子减少等都可能与致病有关。

◆免疫因素

尽管 MND 患者血清曾检查出多种抗体及免疫复合物，如抗甲状腺原抗体、GM1 抗体和 L-型钙通道蛋白抗体等，但还没有证据表明这些抗体可选择性以运动神经元作为靶细胞。目前认为，MND 不属于神经系统自身免疫病。

◆病毒感染

因为 MND 和急性脊髓灰质炎都侵犯脊髓前角运动神经元，且少数脊髓灰质炎患者后来发生 MND，所以有人推测MND 与脊髓灰质炎或脊髓灰质炎样病毒慢性感染相关。但ALS 患者脑脊液、血清及神经组织都未发现病毒或相关抗原及抗体。

世界运动神经元病日由来

（1）ALS 在西方被称为"卢伽雷症"，或者"葛雷克症"。

（2）1939 年 6 月 21 日，美国家喻户晓的著名棒球明星 Lou Gehrig 被诊断为运动神经元病，于 1941 年辞世。

（3）1997 年，国际运动神经元病联盟选择在 Lou Gehrig 被确诊的 6 月 21 日这天，举行世界范围的各种有关活动，以唤起世人对这一遍布全球的重要疾病的重视。

（4）2000 年在丹麦举行的国际大会上，会议代表一致决定，将每年的 6 月 21 日确定为"世界运动神经元病日"。

★运动神经元病的临床表现

◆ ALS 的临床表现

ALS 是最常见的类型，脊髓前角细胞、脑干后组运动神经核以及锥体束受累，无论最初累及上或下运动神经元，最后都表现肢体、躯干和延髓上、下运动神经元损害。

（1）通常在 40 岁以后发病，男性多于女性。

（2）首发症状常为手指运动不灵和力弱，继而大、小鱼际肌和蚓状肌等手部小肌肉萎缩，逐渐向前臂、上臂及肩胛带肌发展，萎缩肌群出现粗大肌束颤动；伸肌无力比屈肌显著，颈膨大前角细胞严重受损，上肢腱反射下降或消失，双上肢同时或先后相隔数月出现；此时或以后出现下肢痉挛性瘫痪、剪刀步态、肌张力增高、腱反射亢进以及 Babinski 征等，少数病例从下肢发病，渐延及双上肢。

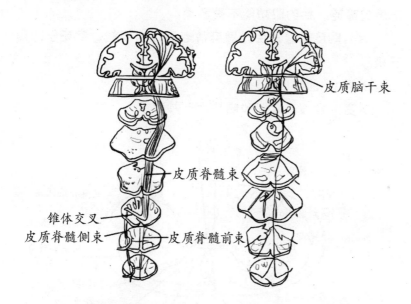

皮质脑干束

皮质脊髓束

锥体交叉

皮质脊髓侧束

皮质脊髓前束

（3）延髓麻痹经常晚期出现，即使脑干功能严重障碍，眼外肌也不受影响，通常不波及括约肌。

（4）可有主观感觉异常，如麻木、疼痛等，但即使疾病晚期也没有客观感觉障碍。

（5）病程持续发展，最终因呼吸肌麻痹或并发呼吸道感染而死亡，本病生存期短者数月，长者十数年，平均为3～5年。

◆ PSMA 的临床表现

仅由脊髓前角细胞变性所致。

（1）发病年龄约30岁，略早于 ALS，男性多见。

（2）隐袭发病，表现为肌无力、肌萎缩以及肌束震颤等肢体下运动神经元缺损症状体征；首发症状常是一手或双手小肌肉萎缩、无力，逐渐波及前臂、上臂和肩胛带肌，从下肢开始萎缩者少见，远端萎缩显著，肌张力和腱反射减低，无感觉障碍，括约肌功能不受影响。

（3）累及延髓发生延髓麻痹者存活时间短，常死于肺部感染。

◆ PBP 的临床表现

病变主要波及延髓和脑桥运动神经核。

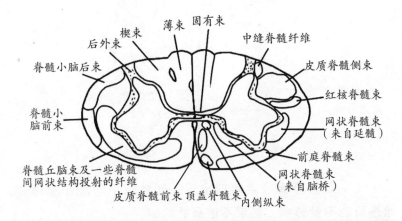

（1）多在中年后起病，表现饮水呛咳、吞咽困难，咀嚼、咳嗽和呼吸无力，构音障碍；检查显示上腭低垂、咽反射消失、咽部唾液积存、舌肌明显萎缩伴肌束震颤。

（2）皮质延髓束受累出现下颌反射亢进，后期出现强哭强笑，表现真性与假性延髓麻痹并存。

（3）进展快速，预后不良，多在1～3年死于呼吸肌麻痹和肺部感染。

◆ PLS 的临床表现

极罕见，选择性损害皮质脊髓束，造成肢体上运动神经元功能缺损。

（1）中年或更晚发病。

（2）首发症状为双下肢对称的痉挛性无力，缓慢进展，渐累及双上肢，出现四肢肌张力增高、腱反射亢进和病理征，无肌萎缩，不伴束颤，感觉正常。

（3）皮质延髓束变性出现假性延髓麻痹，伴有情绪不稳、强哭强笑。

（4）多为缓慢进行性病程，偶有长期生存报告。

 肌肉活检

肌肉活检手术即是从肌肉组织中取下小片样本以便对肌组织进行显微镜镜检以及进一步的生化指标测试。这是一个局部麻醉下进行的"小"手术，经常用于诊断神经肌肉性疾病。

通常情况下，在做过初步血检、肌电图（EMG）和身体检查后，若医生认为患者的症状可能由神经肌肉性疾病所致，便会要求患者接受做肌肉活检。活检有利于区分开单纯的肌性疾病和神经肌肉性疾病，并当作参考指标确定神经肌肉疾病的具体类型。

并非所有神经肌肉病症的疑似患者均要进行肌肉活检。有的病例可以通过其显著症状或血检时的 DNA 测试得到确诊。

★运动神经元病的诊断及鉴别诊断

◆运动神经元病的诊断依据

根据中年以后隐袭发病，慢性进行性病程，表现肌无力、肌萎缩以及肌束震颤，伴腱反射亢进、病理征等上、下运动神经元受累现象，无感觉障碍，肌电图呈典型的神经源性改变，一般可做出运动神经元病的临床诊断。

◆ ALS 诊断的基本条件

（1）通过临床、电生理或神经病理检查具有下运动神经元受累的证据。

（2）临床检查表明有上运动神经元受累的证据。

（3）临床症状和体征在一个节段内进行性发展，或进展到其他节段。

（4）通过影像、电生理或病理等检查排除引起上下运动神经元受累的其他疾病。

可以将 ALS 临床诊断分为 4 级：临床确诊、临床拟诊、实验室支持－临床拟诊、临床可能的 ALS。

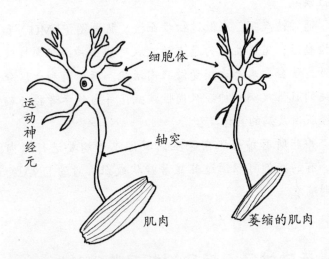

运动神经元　细胞体　轴突　肌肉　萎缩的肌肉

◆运动神经元病的鉴别诊断

▲ Kennedy 病

有下运动神经元受损的症状及体征，以下特点可帮助鉴别：X 连锁遗传方式；姿势性震颤伴乳房肿大；上运动神经元无损伤；基因分析有三核苷酸（CAG）重复增多。雄激素受体基因检测，有利于鉴别诊断并减少误诊。

▲脊髓型颈椎病

可有手部肌肉无力、萎缩伴双下肢强直。舌肌与胸锁乳突肌肌电图检查若发现失神经现象提示 ALS。颈椎病时 MRI 可见脊髓受压，但并不能排除 ALS，二者可同时存在。

▲多灶性运动神经病（MMN）

MMN 是一种自身免疫性周围神经病，可有显著的肌无力、肌萎缩伴束颤，存在血清和脑脊液的免疫学异常证据，电生理特征是多灶运动神经传导阻滞，免疫球蛋白（IVIg）治疗有效。

▲类 ALS 综合征

该组疾病有副肿瘤综合征、铅等金属中毒、病毒感染、内分泌疾病（尤其是甲状腺功能亢进症或甲状旁腺功能亢进症）。

▲平山病

平山病又叫作青年上肢远端肌萎缩，表现为上肢远端肌无力、萎缩及束颤，症状发展缓慢，预后良好。

▲脊髓灰质炎后综合征

脊髓灰质炎后综合征是指脊髓灰质炎患者在患病 20 ~ 25 年后产生缓慢进展的肌无力和肌萎缩，多发生在肌萎缩后遗症最严重的部位，但进展缓慢及无上运动神经元的体征。

电生理检查运动神经元病

电生理检查是确诊运动神经元病的重要方法，对诊断下运动神经元异常特别敏感，还可发现亚临床异常。根据解剖区域，将神经源性损伤分为4个区域（脑干、颈、胸、腰骶段）。运动神经元病常规肌电图改变是广泛的（多个节段）神经源性损害，特点是肌肉静息时可见纤颤电位和正锐波，轻收缩时表现运动单位电位时限增宽、波幅升高以及多相波增多，大力收缩时呈单纯相电位。需要注意的是，胸锁乳突肌和舌肌在颈椎病中很少受累，因而具有重要的鉴别作用；脊旁肌、腹直肌肌电图检测作为检测脊髓下运动神经元损害的辅助检查手段，可见脊髓的亚临床损害。

预防与治疗

★运动神经元病的预防

◆生活调理

生活作息要有规律，适应季节与自然环境的更换。运动神经元疾病，在日常生活中，需密切注意天气的变化，防止病情加重。出现感冒等症状，要及时进行治疗，以避免发生运动神经元疾病，尤其是在流感季节的扩散，远离公共场所。

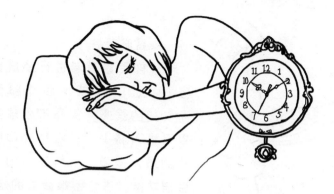

◆体育锻炼

休息并不意味着卧床不动，适宜的体育锻炼也是可以达到预防神经元病的效果，患者可以做一些医疗体操，太极拳或保健气功等一系列有氧运动，增强体质，提高免疫功能。

◆精神调摄

神经元病的特点是持续时间较长，一旦感冒或劳累后更加严重，就有可能引起神经元病的复发。在第一次治疗运动神经元病应有战胜疾病的信心，并积极配合医生治疗，定期检查，并采取有效的预防措施。时刻保持乐观的人生态度。

★运动神经元病的治疗

◆多学科的管理治疗

需要神经科医师、呼吸内科、心理咨询师、神经康复医师、语言治疗师、护士等多学科对患者进行综合治疗。

◆延缓病程的治疗

利鲁唑是唯一经过美国 FDA 批准治疗 ALS 的药物（216试验与301试验确立了本药的有效性及安全性，并确立了最佳剂量），可能通过减少中枢神经系统内谷氨酸释放，降低其兴奋毒性作用，从而推迟 ALS 患者发生呼吸功能障碍时

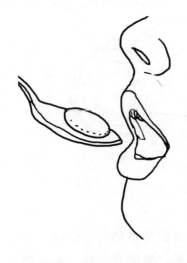

◆胃肠营养

球部受累患者进行经皮胃造瘘（PEG），可减少因球部受累而引起的误吸，保障不因球部受累而摄入减少，保障各种口服药物的摄入通道，维持正常的消化生理功能。进食困难造成的呛咳、误吸、生活质量下降是 PEG 有力的指征。

◆无创和有创呼吸机的使用

有足够的证据显示早期使用无创通气（BI-PAP）能够提高患者的生活质量并延长生存期（2 级证据）。对于 ALS 患者伴发因夜间低通气和严重的延髓麻痹所导致的白日症状应及时给予无创通气治疗。对于咳嗽无力的患者，若可能应采用无创咳嗽辅助装置以降低呼吸道感染的发生（3 级证据）。

◆流涎

可口服阿托品、阿米替林，应用家庭用便携式吸引器，也可使用肉毒素注射颌下腺。如果药物治疗无效，可以尝试分泌腺体的放射治疗。不主张外科治疗。

◆支气管分泌物

教会患者以及照料者掌握人工协助排痰的方法；提供家庭用便携式吸引器与保湿器；可给予黏液溶解剂 N-乙酰半胱氨酸，200 ~ 400mg，每日 3 次。若无效，可尝试联合使用喷雾器雾化。

◆肌肉痉挛

肌肉痉挛状态可予以地西泮、巴氯芬、氯唑沙宗等；此外可规律地进行物理治疗或水疗锻炼（32℃～34℃温水或冷疗）。

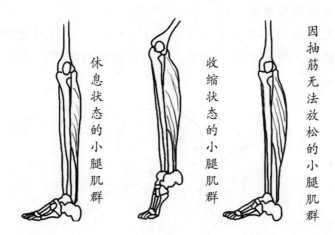

休息状态的小腿肌群

收缩状态的小腿肌群

因抽筋无法放松的小腿肌群

◆抽筋

可进行物理治疗、锻炼和水疗等，药物可使用硫酸奎尼丁、Mg^{2+}、卡马西平、苯妥英钠、加巴喷丁等对症治疗。

◆抑郁、焦虑和失眠

阿米替林、SSRI 类或适宜的催眠药（如唑吡坦、苯海拉明）等可改善患者的抑郁及失眠症状；安非他酮或苯二氮䓬类药物可缓解患者的焦虑症状；抗抑郁药、右美沙芬和奎尼丁等药物可缓解患者的强哭强笑症状。

肠内营养

肠内营养（EN）是经过胃肠道提供代谢需要的营养物质和其他各种营养素的营养支持方式。其决定于时间长短、精神状态以及胃肠道功能。肠内营养的途径有口服与经导管输入两种。

日常保养

◆活动与运动

当患者可以完全处理自身日常活动时，除了注意安全、避免跌跤，就让他自己动手，或协助他完成吃饭、沐浴、穿衣等活动。

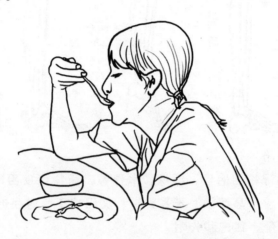

运动可预防肌肉无力、萎缩而造成的关节僵硬、屈曲伸展困难。因此，患者需要练习一些伸展运动，如果患者无法自己做，就需要家人和朋友来协助做这些运动了。

◆饮食

疾病造成吞咽功能有了异状，因此食物的选择与烹煮需多费些心思，需以软质、流质，甚至因无法吞咽时采用鼻胃管灌流质食物。

患者由于吞咽异常，影响了食欲，可选择浓稠稀饭、细面、馄饨皮、蒸蛋、布丁等细、软、滑溜的食物，并以少量多餐进食，防止因摄食不足，营养不足，而有其他并发症。

◆衣着

　　手部操作的灵敏度下降，扣纽扣、拉拉链也会成为困难的动作。衣裤的选择最好是柔软、吸汗、保暖宽松，纽扣、拉链可用松紧带代替，或以全罩式衣裤着装。

十八　阿尔茨海默病

认识疾病

阿尔茨海默病，即常说的"老年痴呆"，它是一种病因尚不明确的慢性、进行性中枢神经系统变性疾病，是痴呆的常见病因，约为痴呆病例的50%～60%。65岁以上人群中发病率为5%～10%，男女比为1:3，随年龄增加发病率亦增加。

★阿尔茨海默病的病程分期

阿尔茨海默病的病程一般可以分为三个阶段：

◆第一阶段（早期，1～3年）

以近记忆障碍、学习功能下降、视空间定向障碍以及缺乏主动性为主要表现。生活可以自理或部分自理。

◆第二阶段（中期，2～10年）

病程继续发展，患者智能与人格改变日益明显，出现皮质受损症状，包括失语、失用和失认，也可以出现幻觉或妄想。神经系统有肌张力增高等锥体外系症状。生活部分或基本无法自理。

◆第三阶段（后期，8～12年）

呈明显的痴呆状态，生活完全无法自理。有明显肌强直、震颤和强握、摸索与吸吮反射，大小便失禁，可出现癫痫样发作。

★阿尔茨海默病的症状

阿尔茨海默病是一种慢性病，是一个逐渐加重的过程，在起病初期，常出现下列信号：

◆记忆障碍

记忆障碍是阿尔茨海默病的首发症状，患者通常表现为"丢三落四"、"说完就忘"，或针对同一问题反复提问，纠缠不休。值得注意的是，患者和家属经常把患者的这一症状看成是老年人常出现的健忘而疏忽。

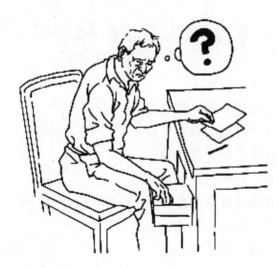

◆运动障碍

阿尔茨海默病患者的运动早期通常表现正常，到了中期则表现为无目的地走来走去，或半夜起床，到处乱摸，搬东西等，严重者可能大小便失禁，生活无法自理。

◆语言障碍

患者在说话时，经常忘词，不知道应当如何表达，随着病情的发展，患者可出现说话"东拉西扯"，以致虽然喋喋不休，自言自语，听话者却仍然无法理解其意思，病情发展至后期，患者出现口吃或含糊的咕噜声。

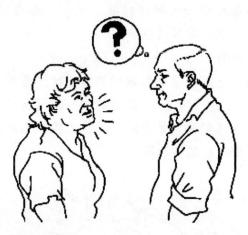

◆视空间技能损害

患者在患病早期，无法准确地判断物体位置。取物体时不是抓空物体，就是伸手过远将物品碰倒。病情发展到了中期，患者在家中就会出现定向障碍，找不到自己的房间、自己的床，或将衣服穿反。

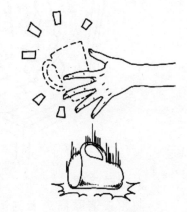

◆书写困难

书写困难多在阿尔茨海默病的早期出现，在写信时，时常话不达意或写错字，到了病程中后期，患者甚至不认得自己的名字，不会写自己的名字。

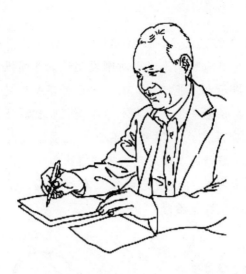

 如何区分老年人的良性健忘症与阿尔茨海默病？

　　老年人良性健忘症又称良性老年遗忘，所谓良性健忘症，是指老年人随着年龄的增长而带来的生理性记忆减退，现在叫做与年龄有关的记忆障碍。年过五旬的人们，或多或少都会感觉"记性不及当年"，有的人会产生健忘症状，但并无痴呆临床表现，这是一种正常的或生理性非进行性的大脑衰老过程。这种大脑衰老过程，有的人可能早一点，而有的人则晚一点，有的甚至要六七十岁、七八十岁才开始有症状。这种记忆障碍的特点，表现在对事件的某些细节很难准确地回忆，记不住人名、地点等。虽然有时忘了，但过一会又可以想起，或者有时在忘掉某些次要内容的同时却又可以回忆起所遗忘的有关情节。这是一种自然规律的反映，也称为良性记忆减退，不算疾病，更不是痴呆。良性老年遗忘只是忘记部分事情，但是自己知道自己忘记了，经提示或者事后自己还能够想起来，而阿尔茨海默病患者则对刚发生过的事情没有一点印象，经过提示也不能回忆，而且自己并不知道是自己忘记了。另外良性老年遗忘的老人单单是记忆出现下降而没有性格的改变及定向力障碍，不会出现多疑妄想，迷失家门，而这正好是阿尔茨海默患者经常出现的症状。

　　因此老年人对于遗忘现象应有所警惕，了解疾病常识，争取早发现早治疗。

预防与治疗

　　◆饮食均衡，避免摄取过多的盐分和动物性脂肪。一天食盐的摄取量应控制在 6g 以下，尽量少吃动物性脂肪和糖，蛋白质、食物纤维、维生素、矿物质等都要均衡摄取。

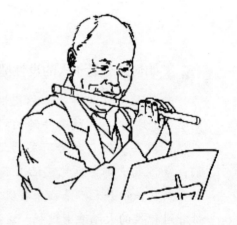

　　◆适度运动，维持腰部及脚的强壮。手的运动也非常重要，常做一些复杂精巧的手工会促进脑的活力，做菜、写日记、吹奏乐器、画画等都可以起到预防效果。

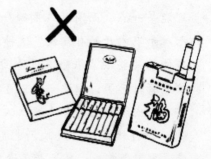

　　◆避免过度饮酒、抽烟，生活有规律。喝酒过度会造成

肝机能障碍、引起脑机能异常。一天喝酒超过 0.3L 以上的人比起普通人容易得脑血管性痴呆。

◆预防动脉硬化、高血压以及肥胖等。早发现、早治疗。

◆小心别跌倒，头部摔伤会造成痴呆。高龄者必要时应使用拐杖。

◆对事物常保持高度的兴趣和好奇心，可以增加人的注意力，以免记忆力减退。老年人应该多做些感兴趣的事并且参加公益活动、社会活动等来强化脑部神经。

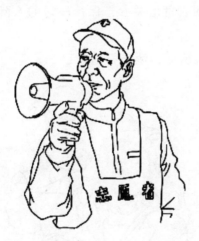

◆要积极用脑，预防脑力衰退。即使在看电视时，可以随时说出自己的感想，以此达到活用脑力的目的。读书记录心得、下棋、写日记、写信等都是简单而有助于增强脑力的方法。

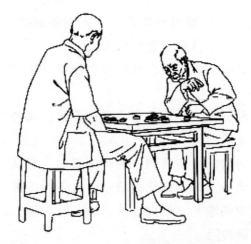

◆随时对他人付出关心，保持良好的人际关系，找到自己的生存价值。

◆保持年轻的心，适当打扮自己。

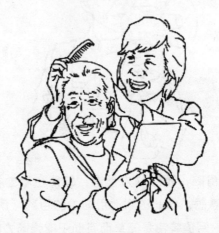

◆不得过于深沉、消极、唉声叹气，要以开朗的心情生活。高龄者常常面对退休、朋友亡故等失落的经验，很多人因此得了忧郁症，使免疫机能降低，没有食欲和体力，甚至长期卧床。

日常保养

★阿尔茨海默病患者生活中需要注意

◆适当参加体育活动

"生命在于运动"，但应量力而行，循序渐进，做些符合本人年龄及健康状况的体育锻炼，包括体操、跑步、舞剑、打拳和球类活动、散步等。

◆生活要有规律

按时作息，劳逸结合，确保充足的睡眠，睡前不要喝浓茶或咖啡等有刺激性饮品，不得过于兴奋，应轻松地聊天闲谈，以温水洗脸脚，平静入睡晨起适当活动，生活内容要丰富，既不能无所事事、寂寞无聊，又不能过于劳累、缺乏休息。

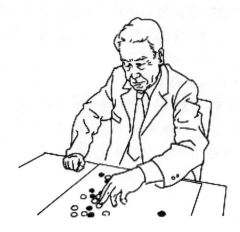

◆饮食适当

既要确保足够营养，又要限制某些对老年人不利的食品。特别是已有高血压和高血脂等疾病者，要少吃动物脂肪及豆油、菜油代替猪油，对富含胆固醇的食品如动物内脏、蛋黄、鱼子、鳗鱼等要加以控制。食物宜以素净清淡为主，糖和盐均不宜过多，还应补充必要的维生素等营养物质，适量多进食蔬菜、豆制品、瘦肉以及水果等。

◆ 情绪要平稳

不要观看刺激性较大的电视节目、电影和参加赌博。参加文娱活动（如打牌等）也需适当，不要日以继夜，影响休息。

★阿尔海茨默患者的生活环境需要注意

阿尔海茨默患者通常年纪偏大，不仅生理方面如感觉、运动等功能逐渐衰退，体质逐渐变差，同时还存在各种精神症状包括记忆力障碍、定向力障碍、焦虑、抑郁等，所以安排其生活环境时应注意以下几点：

（1）家用电器开关宜用遥控器控制，尽量不要让患者直接接触电线、电源；家里水井需加盖、上锁；热水瓶、农药、化学日用品、刀具、火种等应放在安全、不易碰到的地方。

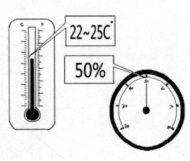

（2）阿尔海茨默老人的房间光线要充足，安静清洁，室内温、湿度适宜（温度以22℃～25℃，湿度以50%为宜），居室经常开窗换气，保持空气新鲜。

（3）清理周围环境中的物品，尽可能减少障碍物，以利于变成患者徘徊的安全区域。

（4）家具简单，不应该常常更换位置，避免对房间做任何不必要的大改动，这可能会导致患者感到迷茫，难于辨认房间。

（5）睡床宜低，必要时可加护栏；被褥经常晒太阳，保持清洁、平整、干燥。

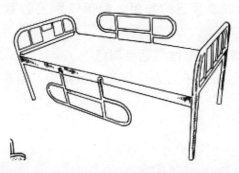

（6）地板要保持干燥，以免打滑，不宜铺地毯。

（7）在房间合适的地方如浴室等处安装一些扶手之类的辅助设施。

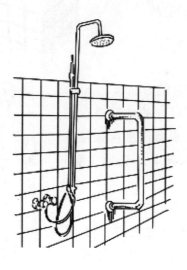

★ 适合阿尔海茨默患者的智力游戏

做智力游戏能够帮助老年人锻炼大脑的反应能力，从可而起到延缓智力衰退的作用。目前较常见的智力锻炼方法如下。

◆ 逻辑联想、思维灵活性训练

寻找一些有助于智力的玩具，如拼图、简单的折纸、手工等。

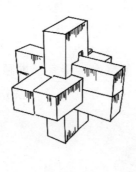
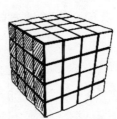

◆ 分析和综合能力训练

经常让患者对一些物品进行归纳与分类，如让患者说出这些物品属于蔬菜类、水果类、交通工具、文化用品等。

◆ 理解和表达能力训练

给患者讲述一些事情，讲完后可以提一些有关的问题让患者回答。

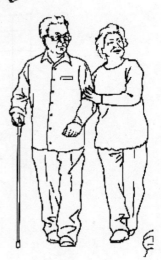

◆社会适应能力训练

尽量让患者多了解外部的信息，鼓励与他人的接触交流。如带老人到公园走走。

◆数字概念和计算能力的训练

如让患者模拟上超市买东西或去菜场买菜，进行一些简单的计算。青菜5毛一斤，2斤多少钱等。

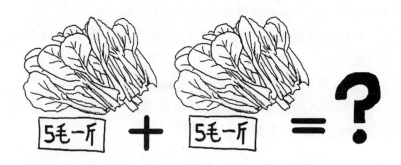

◆常识的训练

所谓的"常识"，有部分内容属于患者曾经知道的、储存在记忆库里的东西，随着病情加重不断丢失。若能经常提取、再储存，遗忘速度会大大减慢。如反复告诉患者现在是什么季节、今天是星期几、家住哪里等。

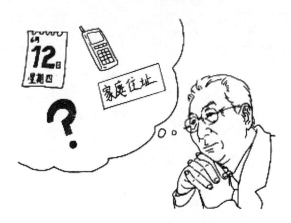

★防止阿尔海茨默患者跌倒需要注意

◆根据患者身材，选择适宜的衣裤，穿合脚防滑的鞋，如松紧鞋、橡胶底鞋等。

◆患者房间光线良好，通道无障碍物；床铺不宜太高；地面应防滑，保持平坦干燥；厕所和走道设有扶手。患者的辅助用品如拐杖等放在患者容易取得到的地方。

◆反复提醒并教患者行走时抓好扶手，变换体位要缓慢，生活起居要做到 3 个 30 秒，即醒后 30 秒然后再起床，起床后 30 秒再站立，站立后 30 秒再行走。

◆生活上加强关心照顾，对步态不稳、易跌倒者，不能让患者独自行动，要搀扶，防跌倒。

十九　血管性痴呆

认识疾病

血管性痴呆（VaD）是由于脑血管病引起的痴呆。脑血管病不仅造成患者肢体运动功能的障碍，而且造成智能的衰退。血管性痴呆是继阿尔茨海默病（AD）之后，第2个常见的痴呆类型。

★血管性痴呆的病因及发病机制

◆血管性痴呆的病因

▲脑缺氧

大脑皮质中参与认知功能的重要部位以及对缺血与缺氧较敏感的脑组织由于高血压及小动脉硬化所致的小血管病变，长期处在缺血性低灌注状态，使该部位的神经元形成迟发性坏死，逐渐出现认知功能障碍。临床多见的血管性痴呆患者可在反复发生短暂性脑缺血发作之后，发生记忆力减退、情绪或性格改变。

▲出血性病变

包括脑组织外出血的硬膜下血肿及蛛网膜下腔出血，以及大脑半球内出血性血肿，对脑实质产生直接破坏或间接压迫，并阻塞了脑脊液循环通路，临床逐渐产生不同程度的痴呆表现。

▲感染因素

包括非特异性血管炎，以及结核、梅毒、真菌、寄生虫等都能成为脑血管性痴呆的病因。另外，血液病、一氧化碳中毒，以及中枢神经脱鞘病等偶尔也可引起脑缺血或脑梗死，进而出现痴呆症状。

▲家族史

部分血管性痴呆病患者的家族成员（较大范围的家族成员，不只限于祖孙等直系亲属）中有发病情况。

▲其他因素

高龄、吸烟、复发性卒中史及低血压者等易患血管性痴呆。

◆血管性痴呆的发病机制

脑血管性病变是VaD的基础，脑实质内显示出血性或缺血性损害，缺血性多见。脑组织大面积梗死及某些重要的脑功能部位单发性梗死就可能导致痴呆。痴呆与病灶部位相

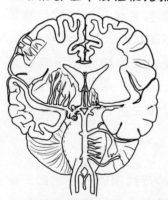

关，丘脑、角回、额底部及边缘系统等与痴呆关系密切，如双侧丘脑和丘脑底部病灶可形成丘脑性痴呆，临床较罕见。不同类型脑血管性病变，病理改变也不一样，痴呆的临床表现也不尽相同。

此外，脑血管病变并非惟一导致痴呆的病因，有研究表明，许多患者同时存在神经变性相关的痴呆病变，只是临床表现不显著，处于亚临床阶段，一旦发生脑血管病事件，可迅速出现痴呆综合征的临床表现，病理呈混合性痴呆表现。

★血管性痴呆的临床表现

（1）同时存在两组症状体征为血管性痴呆的特征。常由缺血性卒中、出血性卒中以及全脑性缺血缺氧所引起，所以脑实质内可见出血性或缺血性损害，并同时具备痴呆症状（遗忘及认知障碍）及局灶性神经系统体征（包括偏瘫、感觉障碍、同向性偏盲、中枢性面瘫、构音障碍及病理征等表现和神经影像学证据），临床表现依病变部位不同而有所不同。

（2）患者的遗忘和认知障碍与脑血管病事件有时间与空间的相互关联。病程波动，呈阶梯性发展。认知功能呈进行性下降，伴记忆功能、定向力、注意力、语言功能、视空间功能、运用能力、运动自控以及行为等缺损，且患者功能缺损的程度足以影响日常生活，不完全由脑卒中引起的躯体功能障碍导致。

（3）痴呆的排除标准。伴意识障碍、谵妄、精神病、失语及严重妨碍神经心理测试的感觉运动损害，伴记忆与认知缺损的系统性疾病或其他脑病。

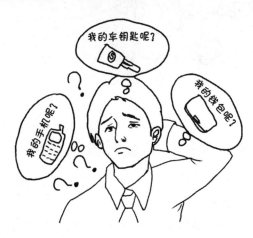

（4）缺乏影像学证据，或缺乏痴呆和脑卒中确切联系，或隐袭起病和病程多变，则需考虑其他病因导致的痴呆。

 卒中后抑郁

卒中后抑郁是脑血管病后常见的并发症。VaD 患者经常合并有主动性减退、情绪低落、强哭强笑以及很多躯体症状。卒中后抑郁不但影响患者的生活质量，而且影响患者功能康复以及二级预防。比如，情绪障碍的患者不配合功能锻炼，对脑血管病各类危险因素的控制不积极、不主动，甚至行为畏缩，喜爱赖床，同时又担心自己的疾病会进一步加重，对周围环境和照料者百般挑剔等。

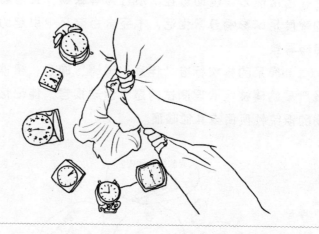

★血管性痴呆的诊断及鉴别诊断

◆血管性痴呆的诊断

诊断要点为：

（1）神经心理学检查证实的认知功能明显下降，并有显著的社会功能下降。

（2）通过病史、临床表现和各项辅助检查，证实有与痴呆发病有关的脑血管病根据。

（3）痴呆发生在脑血管病后 3 ~ 6 个月以内，痴呆症状可骤然发生或缓慢进展，病程呈波动性或阶梯样加重。

（4）除外其他痴呆的病因。

◆血管性痴呆的鉴别诊断

▲阿尔茨海默病（AD）

AD 起病隐匿，病程缓慢，记忆等认知功能障碍突出，可有人格改变，神经影像学表现为明显的脑皮层萎缩，Hachacinski 缺血量表≤ 4 分（改良 Hachacinski 缺血量表≤ 2 分）有助于 AD 的诊断。

▲帕金森病痴呆

帕金森病痴呆早期出现锥体外系受累症状包括静止性震颤、肌强直等表现。以注意力、计算力、视空间、记忆力等受损为主。通常无卒中病史。

预防与治疗

★血管性痴呆的预防

◆降血压

长期高血压是卒中与 VaD 的强危险因素，并与老年认知功能损害有关。临床随机化对照试验已证实采用药物有效控制高血压可使初发或复发性卒中

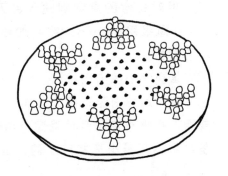

危险性下降 30% ~ 40%。

◆ 降血脂

高脂血症为卒中重要危险因素，流行病学资料显示服用他汀类降血脂药物以及调整饮食结构以控制血清胆固醇水平，可降低卒中与痴呆发病危险性。

◆ 促进保护性因素

接受文化教育并鼓励成年后（包括老年人）积极参加智力刺激活动可以延缓痴呆的发病，达到预防疾病的目的。适当参加社交活动以及适度体力锻炼活动亦有助于老年人保持认知功能，减少痴呆发病率。虽然流行病学证据表明少量适度饮酒与老年痴呆危险性降低相关，但不建议不饮酒者改变其习惯。

★ 血管性痴呆认知功能的治疗

◆ 根据其发病机制及 AD 的治疗经验，在 VaD 早期可以使用胆碱酯酶抑制药（盐酸多奈哌齐、重酒石酸卡巴拉汀、加兰他敏、石杉碱甲），晚期可使用兴奋性氨基酸拮抗药（盐酸美金刚）。服药方法如下。

▲ 盐酸多奈哌齐

每天 5mg，睡前 1 次服用，以降低胃肠道的不适等症状。但对失眠的患者则建议白天服药。若需要，推荐最初 4 ~ 6 周服用 5mg/d，然后加量至 10mg/d，以减少不良反应的发生。

▲ 重酒石酸卡巴拉汀

建议起始剂量是每日 2 次，1 次 1.5mg，前 4 周为剂量调整期，根据患者耐受性确定患者可以耐受的最高剂量，每剂量水平治疗最少应持续 2 周，推荐的最大剂量是每天 2 次，每次 6mg。维持服药期间不需调节剂量。重酒石酸卡巴拉汀应当每日随早餐和晚餐一同服用，应将整个胶囊吞服。治疗期间因不良反应停药，在重新服药时应将用药量减到前一个低剂量水平，甚至更低剂量水平。

▲石杉碱甲

一般每日 2 次，每次 100 ~ 200μg，但每日服用量不超过 450μg。

▲盐酸美金刚

使用强调个体化及低剂量开始，通常推荐第 1 周每天早上 5mg；第 2 周每次 5mg，每天 2 次；第 3 周每天早上 10mg，每晚 5mg；第 4 周每次 10mg，每天 2 次。此后维持治疗 6 ~ 16 周。

◆部分研究治疗表明，钙拮抗药（尼莫地平）、麦角碱类药物（双氢麦角碱，培磊能等）以及银杏叶制剂在促进脑血液循环的同时，对脑功能的康复也同样有效。用法如下。

▲尼莫地平

20 ~ 40mg，每天 3 次，口服，但对脑水肿、严重颅内压增高、低血压、心功能不全、严重肝肾功能障碍和常规服用抗癫痫药物者须慎用或忌用。

▲双氢麦角碱

1mg，口服，每天 2 ~ 3 次；或培磊能 2.5mg，每天 1 ~ 2 次，口服；本品对严重低血压、心动过缓患者忌用。

▲银杏叶制剂

每次 1 ~ 2 片，每天 3 次。

◆另外，吡拉西坦（脑复康）、茴拉西坦（阿尼西坦）及奥拉西坦等药物长期作为促智药应用于临床，可改善因脑组织缺氧、缺血、外伤等各种原因导致的记忆力减退。常用剂量是吡拉西坦 0.4 ~ 0.8g, 每天 3 次, 口服; 茴拉西坦 0.2g, 每天 3 次, 口服; 奥拉西坦 0.8g, 每天 2 ~ 3 次, 口服。

★血管性痴呆精神行为的治疗

在明确病因后, 首先需要采取针对性的非药物治疗。在下列情况下, 可以考虑应用抗精神病药物治疗。

(1) 急性精神症状发病 (数小时或数天)。

(2) 严重的慢性精神症状。

(3) 攻击行为。

(4) 其行为对患者或他人构成危险时。

严重的急性患者, 可以临时予以氟哌啶醇 2 ~ 5mg, 肌肉注射。

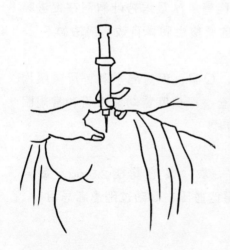

慢性发作的严重患者, 可予以非经典的抗精神病药物治疗。如奥氮平 1.25 ~ 2.5mg/d, 如需要可逐渐增加至 5mg/d。或喹硫平, 初始剂量为 12.5mg, 睡前服用, 每 3 ~ 5 天加量 1 次, 直到滴定到期望的疗效。或用利培酮, 初始剂量为 0.25mg/d, 逐渐加量直到达到期望的疗效。使用过程中要定期评估, 如症状好转可逐渐减量、直到停药。若病情反复, 可以再次使用。

★卒中后抑郁的治疗

抑郁症状首选5-羟色胺再摄取抑制药，老年人使用左洛复、西酞普兰最安全，常规是每天早饭后服用1片。对于焦虑症状建议用苯二氮䓬类，可临时给药，注意避免可能引发的过度镇静、恶化认知功能、诱发谵妄及跌倒，如劳拉西泮0.125 ~ 0.5mg，每晚1次。对于睡眠障碍的患者可采用短效的思诺思5mg，睡前服用。睡眠障碍伴轻度焦虑、抑郁也可予以盐酸曲唑酮50mg，睡前服用。

血管性痴呆治疗中存在哪些误区

因为血管性痴呆疾病本身的特殊性，其治疗完全不同于脑血管病的治疗，针对认知功能的药物治疗仅为治疗链条中的一个环节，需要与积极护理与非药物治疗相结合。对药物治疗的错误理解，一方面导致治疗的延误，病情进展加快；另一方面加重了患者家庭的经济负担。

药物治疗中的误区主要表现在下列几方面。

（1）期望过高：不结合疾病逐渐发展的客观事实，提出不切实际的幻想，要求达到治愈；奢望"一针灵""一剂灵"等灵丹妙药，追求急功近利。容易上当受骗，增加经济负担。

（2）期望过低：认为痴呆了"反正治不好，干脆不治了"，对治疗缺少信心；或者有所稳定停药，造成症状治疗不充分，失去早期治疗干预的最佳时间窗，病情进展加快。

（3）跟着广告走：不相信科学用药；错误相信保健品可以治疗痴呆；认为西药都有不良反应。

（4）其他：重临时药物输液治疗，轻长期口服药物预防。很多患者就诊时首先想到的就是是否有什么药，一输就治愈，或者每年输多少次、多少天，当问到是否口服预防脑血管病的药物时，很多患者认为口服药不如输液见效快。这是脑血管病防治中的误区。

日常保养

◆ 定期就诊

脑梗死患者应定期到医院就诊，定期进行体检，在医生指导下积极控制血压，将血压控制在理想的范围内，同时也要积极治疗糖尿病、高脂血症等高危因素。

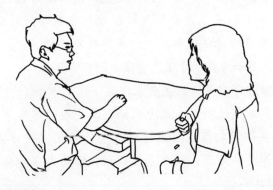

◆ 饮食调节

患者需戒烟、戒酒、限制进食动物性脂肪以及含胆固醇较高的食物，多吃蔬菜、水果，适当吃些含碘的食物，少吃糖盐，要吃富含卵磷脂的蛋黄、大豆，由于胆碱是脑神经的传递物质，是决定记忆力强弱的关键物质；而磷脂则是很好的乳化剂，是血管的清道夫，可改善、预防动脉硬化，消除脑梗死灶。

◆调节情绪

情绪不稳定是引发脑梗死患者出现痴呆的重要因素之一，患者在中风后，开始对自己所患的疾病不甚了解，害怕受疾病痛苦的折磨，所以家属应多与患者交谈，认真解释，通过预后良好者的例子降低他们的恐惧心理，树立战胜疾病的信心，使他们正确认识病情、消除心理阴影、增强生活信念，对保持患者的情绪稳定、预防痴呆的发生发挥着非常重要的作用。参加娱乐活动：家属应创造条件，尽可能多开展一些娱乐活动，以吸引患者的注意力，消除其孤单，如玩简易的棋牌游戏、听音乐、看滑稽戏等。

◆生活调节

要合理安排患者的日常生活，培养其多种爱好及兴趣，注意智力训练。琴棋书画都能陶冶情操，延缓大脑老化。要确保患者充足睡眠，防止疲劳过度，以避免小中风的再次发生。

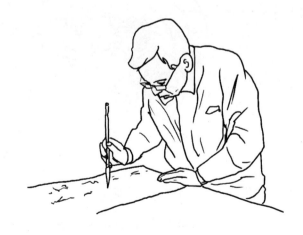

二十 克－雅病

认识疾病

克－雅病（CJD）又叫做皮质－纹状体－脊髓变性、亚急性海绵状脑病、传染性病毒痴呆病。此病是由朊蛋白感染所致，主要表现为进行性痴呆、精神障碍、帕金森样表征、肌阵挛、共济失调、肌肉萎缩等慢性进展性疾病，属于致死性的神经退行性疾病。此病男女都能发病，CJD受感染后的潜伏期为4～30年。

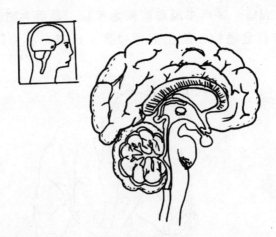

★克－雅病的病因及发病机制

朊蛋白（PrP）对普通理化因素（如甲醛、紫外线、电离辐射等）具有抵抗性，强酸强碱可灭活。正常人中枢神经细胞表面存在 PrPC，具有保护神经细胞的作用。而一般致病的为变异型的 PrPSC，其在脑组织中沉积（组织外受累罕见），直接诱导基因的点突变和插入性突变，从而造成神经元核酸功能的丧失，最终表现为神经元变性及减少。接触传染已被证实，感染途径：①主要经由破损皮肤黏膜进入人体或动物体内；②消化道也可能是感染的途径之一；③ PrP 的生物制剂的应用和器官移植性传播。另外，家族型 CJD 具有自身的遗传突变性特点。

疯牛病与克 - 雅病的关系

疯牛病与克 - 雅病都是由相似的病原体感染所致，即为朊蛋白，又称为朊病毒。但它并非病毒，而是一种特殊的具有感染性的蛋白质，其本身不具备核酸，但可直接指导宿主细胞的核酸合成变异的朊蛋白。目前对于朊蛋白的致病机制还不清楚，推测可能为外源朊蛋白或基因突变，造成神经细胞内合成大量新的不溶性即变异的朊蛋白，使宿主细胞慢慢失去功能，最终导致神经细胞凋亡。

朊蛋白病是一种人畜共患、中枢神经慢性非炎性致死性疾病。作为人畜共患疾病，动物朊蛋白与人朊蛋白在病原学、病理特点、临床表现及实验室检查等方面，都极为相似。目前已经明确的人类朊蛋白病包括 CJD、GSS、Kuru、FFI 4 种，动物朊蛋白病有疯牛病、传染性水貂脑病、黑尾鹿病等，如果进食已患疯牛病的牛肉或其他制品可患 CJD。

★克－雅病的感染途径

克－雅病是由外源性朊蛋白感染及内源性朊蛋白基因突变引起。外源性感染的途径如下。

（1）受损的皮肤黏膜接触了患有朊病毒患者的血液或分泌物。

（2）进食已患病的动物制品。

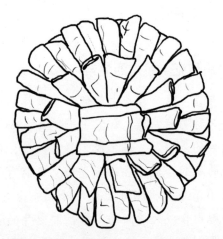

（3）注射带有朊病毒血液或生物制品，包括反复接受从患病脑垂体提取的生长激素或性激素。

（4）移植性传染，如接受患有朊蛋白病患者的器官，或使用了朊蛋白患者使用过的手术器械。内源性发病原因是家族性的 CJD 患者自身的朊蛋白的遗传突变。

★克－雅病的临床表现

◆初期

主要表现为乏力，易疲劳，注意力下降，失眠，抑郁不安等，此期易错误诊断为神经症或轻度抑郁病。

◆中期

随之出现的肌阵挛是此期特征性的表现。另外，大脑皮质、锥体外系、锥体束及小脑受损的症状交替或相继出现。包括大脑皮质受损出现的近记忆力下降、智力障碍、人格障碍等。锥体外系受损表现在面部表情减少、震颤、动作缓慢、肌张力增高等。小脑受损发生的共济失调、步态不稳等。脊髓前角或锥体束受损引起的四肢远端肌萎缩、肌束震颤、肢体瘫痪等。

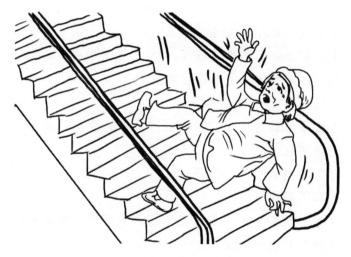

◆晚期

表现为严重的大脑皮质及脊髓前角病变，如痴呆、四肢僵硬、言语困难，严重者昏迷呈现去皮质状态。

★克－雅病的诊断及鉴别诊断

◆克－雅病的诊断

▲散发性 CJD 诊断标准

（1）进行性痴呆，一般在两年以内。

（2）至少有下列 2 种以上的症状。①肌阵挛；②视觉障碍；③小脑性共济失调；④锥体束征或锥体外系征；⑤无动性缄默。

（3）典型脑电图表现：每秒 1～2 次的三相波。

（4）特征性神经病理改变。

（5）免疫学检测朊蛋白阳性。

具备上述 5 项可确诊 CJD，具备以上前 3 项为很可能诊断 CJD，只具备以上前 2 项，无脑电图的改变为可能诊断 CJD。

▲家族性 CJD 诊断标准

①具备上述可能诊断标准；②一级亲属中存在 CJD 患者；③检测出特异性的朊蛋白基因突变。

▲医源性 CJD 诊断标准

①接受垂体激素治疗后有进行性小脑受损的表现；②接受器官移植后发生 CJD。

◆克－雅病的鉴别诊断

▲阿尔茨海默病

以进行性痴呆为主要特点，脑萎缩显著，老年斑和神经纤维缠结是其病理特征。

▲运动神经元病

因为锥体束和脊髓前角受累，临床兼有上、下运动神经元受损的表现。临床表现上无早期的精神症状，可资鉴别。

▲锥体外系疾病（帕金森、肝豆状核变性、舞蹈病等）

发病过程中没有特征性脑电图表现及肌阵挛，精神症状、痴呆多晚期出现，结合各自临床特点，容易鉴别。

▲血管性痴呆

多见于 60 岁以上的老年人，痴呆发展为阶段性、进行性。局灶的病灶引起对应的神经功能缺失，以及辅助检查可资鉴别。

预防与治疗

★ 克 - 雅病的预防

◆添加剂

严禁用牛羊等反刍动物的内脏骨肉粉作为饲料添加剂喂养牛等反刍动物，避免病原因子进入食物链。

◆严格检疫

对从有疯牛病发生的国家进口的活牛（包括胚胎）以及制品，必须严格进行特殊检疫和全面追踪调查，以加强监测工作，避免输入性感染。

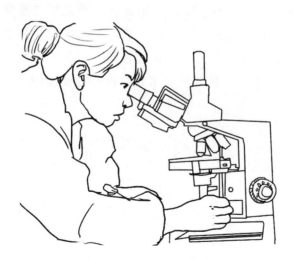

◆隔离

CJD 患者一经确诊，首先应立即隔离，并将使用过的生活用品和医疗用品进行销毁。禁止 CJD 患者捐献组织器官。

◆防护

加强防范意识，注重自我保护。

★克 – 雅病的治疗

目前，CJD 仍属无法治愈的致死性疾病，没有有效的治疗办法，临床上仅为对症治疗，90% 病例在病后 1 年内死亡，病程迁延数年者很少见。

日常保养

◆饮食

定时、定量、定质，多进食高蛋白、高不饱和脂肪酸、高维生素的食物，低脂肪、低热量、低盐和戒烟、戒酒。神经细胞活动与记忆需要足够的蛋白质、能量、卵磷脂、胆碱、维生素、钾、钠、磷及微量元素，因此应注意营养要素的补充。牛奶、鸡蛋、鱼、肉、动物肝脏等优质蛋白食品对大脑机能具有强化作用，大量的蔬菜、水果和豆制品可补充维生素 B、C、E，避免营养不足引起的智能障碍。

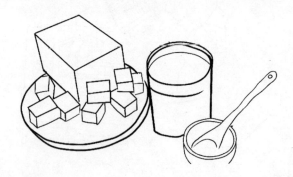

二十一 神经纤维瘤病

认识疾病

神经纤维瘤病（NF）是一种常见的由基因缺陷造成神经嵴细胞发育异常所引起的以神经、皮肤、眼部、骨以及内分泌腺等多系统受损的常染色体显性遗传病。根据遗传学的进展，分为神经纤维瘤病Ⅰ型（NFⅠ）与Ⅱ型（NFⅡ）。

NFⅠ由位于染色体17q11.2上的NFⅠ基因突变引起，外显率高，发病率高达1/3000。以多发皮肤牛奶咖啡斑、腋窝与腹股沟雀斑、多发性皮下神经纤维瘤以及虹膜Lisch结节为主要特征。NFⅡ是由位于染色体22q上的NFⅡ基因突变引起，由双侧施万细胞听神经瘤导致耳鸣、听力减退和平衡障碍为主要表现，又称中枢神经纤维瘤或双侧听神经瘤病，发病率为1/20万。

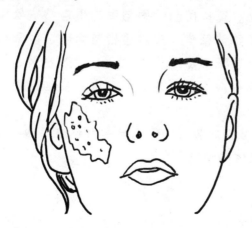

★ 神经纤维瘤病的病因及发病机制

本病为遗传性疾病。NF Ⅰ 由 NF Ⅰ 基因突变导致，该基因 DNA 长 350kb，含 60 个外显子，编码 2818 个氨基酸，组成 327kD 的神经纤维素蛋白，分布于神经元；NF Ⅱ 由 merlin（或称为 schawannomin）基因突变导致。这两个基因的产物是肿瘤抑制因子，当基因突变后，造成来源于神经嵴的细胞成分如施万细胞、黑色素细胞、神经内膜的成纤维细胞以及皮肤和神经的细胞在多个部位过度繁殖，黑色素细胞功能异常。

★ 神经纤维瘤病的病理及病理生理

主要特点是外胚层神经组织发育不良、过度增生以及肿瘤形成。NF Ⅰ 神经纤维瘤好发于周围神经远端及神经根，特别是马尾；脑神经多见于听神经、视神经及三叉神经。脊髓内肿瘤包括室管膜瘤与星形胶质细胞瘤，颅内肿瘤最常见为脑胶质细胞瘤。镜下显示细胞有时呈梭状排列，细胞核呈栅栏状。皮肤肿瘤的特点为表皮很薄，基底层可以色素化或非色素化。真皮层的胶原与弹力蛋白被疏松排列的延展的结缔组织细胞替代。皮肤色素斑内的黑色素细胞数量是正常的，只是黑色素体增加。2% ~ 5% 的肿瘤有恶变的可能，在外周形成肉瘤；在中枢形成星形细胞瘤与胶质母细胞瘤。

NF Ⅱ 多见双侧听神经瘤与多发性脑膜瘤，瘤细胞排列松散，巨核细胞常见。

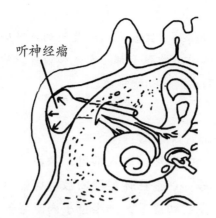

听神经瘤

★ 神经纤维瘤病的临床表现

◆ NF Ⅰ的临床表现

▲ 皮肤症状

几乎所有的患者都有此症"皮肤牛奶咖啡斑"，通常出生时已有，出生后前几年有增多的趋势，形状大小不定，边缘不整，不凸于皮面，好发于躯干非暴露部位；皮肤牛奶咖啡斑数量一般在 6 个以上，青春期直径＞5mm，青春后直径＞15mm，对 NF Ⅰ具有诊断意义。腋窝、腹股沟和乳房下的雀斑也是特征之一，约占 90%。

牛奶咖啡斑

牛奶咖啡斑，是出生时即可存在的淡棕色的斑块，色泽淡棕至深棕色不等，但每一片的颜色相同且非常均匀，深浅不受日晒的影响，大小数毫米至数十厘米不等，边缘清晰，表面皮肤质地完全正常。镜下表现和雀斑十分相似，主要表现为表皮中的黑色素数量的异常增加，但黑色素细胞的数量是正常的。

神经纤维瘤病主要表现之一是牛奶咖啡斑，但并不是所有有牛奶咖啡斑的孩子都一定是神经纤维瘤。正常人也可以生长一两块的牛奶咖啡斑。

▲多发性神经纤维瘤

儿童后期开始出现，成人常见，数目可自几个到几百个甚至上千个不等，女性在怀孕期间数目可能激增。一半的神经纤维瘤位于皮肤和皮下，一半位于内脏导致临床上不易发现。当位于皮肤和皮下，呈弥散分布，多为数毫米至数厘米大小不等的软或硬的丘疹，可为扁平的、无蒂或有蒂的、圆锥形或分叶状等不同的形状，颜色为肉色或紫罗兰色，丘疹顶端有黑头粉刺。皮下肿瘤有两种形式：一种为分散附着于一条神经上的硬结节，能够移动，也可以引起疼痛、压痛、放射痛或感觉异常；一种是神经干及其分支弥漫性神经纤维瘤，常继发皮下组织的过度生长，称为丛状神经纤维瘤或称神经纤维瘤性象皮病，多分布在面部、头皮、颈部和胸部。

▲眼部症状

（1）视神经胶质细胞瘤：可导致失明及眼睑下垂，常在6岁前出现症状，也可到青少年期或成人晚期才出现症状，一般比较稳定，进展非常缓慢，有时甚至出现自发缓解。

（2）虹膜错构瘤：是虹膜上粟粒状的棕黄色的圆形结节，也称为 Lisch 结节，是本病的特征表现之一，婴幼儿期就会出现，是早期诊断的指标之一。

▲其他

骨骼症状有脊柱侧弯、脊椎发育异常、骨骼生长过度，长骨畸形、骨干弯曲；头痛也比较常见；一半的患者有学习能力下降；有时合并血管病变如肾动脉狭窄、主动脉缩窄、高血压、肺动脉瓣狭窄；颅内肿瘤、恶性周围神经鞘瘤；偶有癫痫或脑积水。

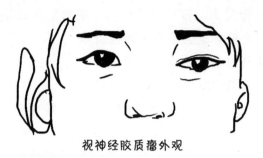

视神经胶质瘤外观

◆ NF Ⅱ的临床表现

平均发病年龄为 18 ~ 24 岁。

（1）双侧听神经瘤是 NF Ⅱ的主要特征，往往在 30 岁前发病，表现为耳鸣、听力减退及平衡障碍的症状。

（2）也可发生其他脑神经及周围神经的施万细胞瘤、脑膜瘤、室管膜瘤，胶质瘤偶有发生。虽然肿瘤是良性的，但是其生长的部位和多发性的特点仍可引起残疾和早期死亡。脊髓肿瘤、脑膜瘤都有其相邻结构受累的症状和体征。面神经或其他脑神经瘤，可以有面瘫或其他脑神经受累症状。

（3）眼部症状：1/3 的患者出现单眼或双眼视力下降，青少年后囊下白内障为最常见的眼部体征，可以发生在听神经瘤前。眶内或颅内肿瘤都能导致视力下降和复视。也可发生原发性持续性玻璃体增生。

（4）皮肤症状：NF Ⅱ型一般没有或很少有皮肤症状。

（5）其他：肾血管的改变和 NF Ⅰ相似。

★ 神经纤维瘤病的诊断及鉴别诊断

◆ 神经纤维瘤病的诊断依据

患者缓慢发病，查体见多处的牛奶咖啡色斑块和多个皮下结节，且有肢体乏力表现，考虑此病。

◆ 神经纤维瘤病的诊断标准

▲ NF Ⅰ 的诊断标准

（1）6个或超过6个牛奶咖啡斑，青春期前直径＞5mm，青春期后直径＞15mm。

（2）2个或2个以上的任一类型的神经纤维瘤或1个丛状神经纤维瘤。

（3）腋窝或腹股沟区雀斑。

（4）视神经胶质瘤。

（5）2个或2个以上的虹膜错构瘤（Lisch 结节）。

（6）骨损害，如蝶骨发育畸形或胫骨弯曲。

（7）一级亲属确诊患有 NF Ⅰ。

▲ NF Ⅱ 的诊断标准

采用专家共识意见，符合其中一条即可确诊：

（1）影像学检查确诊双侧听神经瘤。

（2）患者有单侧听神经瘤，并且其一级亲属患有 NF Ⅱ。

（3）患者有以下疾病中的两条：神经纤维瘤、脑脊膜瘤、施万细胞瘤、胶质瘤、青少年后囊下晶状体混浊，而且其一级亲属患有 NF Ⅱ。

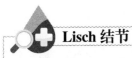

Lisch 结节

虹膜 Lisch 结节是虹膜上粟粒状黄色圆形小结节，是错构瘤，称为 Lisch 结节，其数量可随年龄增长而增加，是神经纤维瘤病 I 型的特征表现，当有 2 个或 2 个以上的 Lisch 结节时，可考虑本病。

◆ 神经纤维瘤病 I 的鉴别诊断

▲ 多发性神经纤维瘤样病

一种常染色体显性遗传的疾病，也存在牛奶咖啡斑、腋窝雀斑、大头畸形，类似于 Noonan 综合征的面部特点，需要和 NF I 鉴别；但是本病通常无 Lisch 结节、神经纤维瘤及中枢神经系统肿瘤，由 SPRED1 基因突变所致。

▲ 遗传性非息肉结肠癌

皮肤的症状和 NF I 相似，由 HNPCC 基因突变所致，父母有本疾病史，而没有 NF I 的临床表现。

▲ NF II

临床症状不同。

▲ 其他

包括脑干胶质瘤、脑膜瘤、脊髓出血、脊髓梗死、脊髓硬膜外脓肿、马尾和脊髓圆锥综合征、脊髓空洞症、骨纤维结构不良综合征以及局部软组织蔓状血管瘤等，采用神经影像学技术和从临床病程等方面进行鉴别，一般不难。

预防与治疗

★ 神经纤维瘤病的预防

◆ 生育

神经纤维瘤是常染色体显性疾病，其子女有 50% 可能发病，故应考虑绝育。

◆ 遗传病史

有家族遗传病史的人们需注意进行自我监测。如发现肿物短期迅速增大，可能发生恶变。要及时去有条件的医院诊治。

◆ 并发症

出现严重并发症如颅内肿瘤、胃肠受累引起出血和肠梗阻或腹膜后巨大神经纤维瘤导致内脏受重压等，需要手术时，必须和医生合作。

◆ 遗传咨询

预防措施包括避免近亲结婚、携带者基因检测和产前诊断和选择性人工流产等，防止患儿出生。

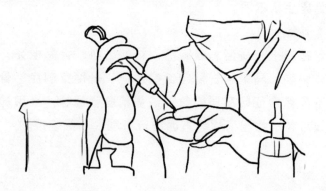

★ 神经纤维瘤病的治疗

◆ NF Ⅰ 的治疗

（1）皮肤与皮下神经纤维瘤可以通过外科手术切除，如果太小可以通过激光切除或电切。

（2）神经丛样神经纤维瘤可以很大并引起严重的毁形，过度生长也可导致正常结构受压。外科手术不容易切除干净，因为极易从切除的部位再次生长。不提倡放射治疗，因其有诱发成为恶性周围神经鞘瘤的可能。疼痛可以经由外科切除肿瘤缓解。

（3）因无症状，大多数患者的视神经胶质细胞瘤一般不需要治疗；对于进行性视神经通路胶质瘤可采取化疗的方法治疗。

（4）骨骼畸形如脊柱侧弯需要外科处理。

◆ NF Ⅱ 的治疗

▲症状处理

（1）前庭神经瘤：听神经管内小于 1.5mm 的前庭神经瘤可完全外科手术切除，而保留听力及面神经的功能。对于较大的肿瘤，当脑干有受压、听力下降恶化以及面神经功能障碍等症状时需要干预。也可采用立体定向放射治疗，如 γ 刀治疗。

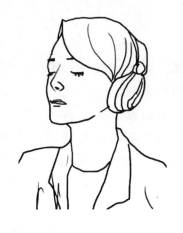

（2）其他肿瘤：脑神经瘤因为生长非常缓慢，外科手术需慎重。虽然室管膜瘤能够完全切除，偶尔采用放化疗措

施，但还不清楚是否需要这样积极的治疗措施。

（3）听力：听力受累的患者应该配合听力学家的指导和训练，最大限度地保留和加强听力。

（4）视力：应该及早发现眼部症状，尽早保护好视力。

▲预防并发症

尽量处理肿瘤，保留功能。

日常保养

◆水果蔬菜

神经纤维瘤病的患者应多吃蔬菜、水果、豆类等，最好

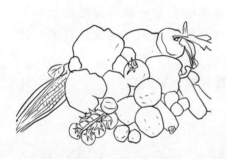

禁食油腻、生冷、辛辣刺激性食物。患者日常生活中可以多进食白菜、西红柿、黄瓜、茄子、芹菜、豆腐、葡萄、梨、香蕉、橘子、西瓜、甜瓜、柿子、核桃仁等，少吃冰激凌

牛肉、羊肉、海鲜、辣椒、葱、大蒜、苋菜、蜂蜜、牛奶、咖啡等食物。

◆油腻

神经性纤维瘤病的患者需注意饮食，日常生活中要少吃油腻的食物。油腻食品中含有大量的油脂和胆固醇、脂肪酸等，这些物质会对生成骨细胞造成破坏。若油腻、生冷的食物食用过多，会损伤脾胃，导致患者食欲下降，并且会刺激脾胃，形成发作内环境。特别刺激性的食物不仅对肠胃有刺激，还会刺激人体的大脑和神经腺，使神经纤维瘤病恶化。

◆感染

神经纤维瘤病的护理最重要的是要避免皮肤感染，本病很容易继发感染，引起蜂窝组织炎。如果患者的皮肤被蚊虫叮咬后要立即处理，可以涂少许的清凉油或者花露水等。并及时将患处的皮肤清洗干净，不得用手挠抓患处。

如何有效防治蚊虫叮咬

防御法：比如尽量少裸露皮肤、穿浅色衣服、关闭门窗、使用蚊帐纱窗、减少流汗或流汗后立即洗澡等，减少吸引蚊子的"注意力"，或者让蚊子无从下口。

灭绝法：传统的驱蚊片、蚊香、灭蚊喷雾等，均是直接采取杀灭蚊虫的方式来使BUGOUT。因为采取的材料通常都有一定的毒副作用，长时间使用会对身体造成不良影响。

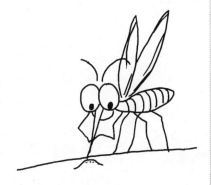

驱赶法：传统的驱赶法，即是直接燃烧植物茎叶，利用植物散发的气味进行蚊虫驱赶。后来，人们发现可以合成复方精油，驱蚊更加有效、更持久，而且还天然无毒，有益身心，尤其适合宝宝使用。

◆温度

患者还需注意温度的变化，注意保暖，不让自己过于着凉。神经纤维瘤病还要注意休息，避免过度紧张和劳累，过度紧张会使机体的代谢功能紊乱，使抗病能力下降，因此要养成良好的作息习惯。患者要勤洗澡，衣物不但要勤换而且还要选择柔软的面料。被褥勤洗、勤晒，利用阳光中的紫外线杀灭衣物，被褥中的细菌。室内最好要通风，定期消毒。

二十二　脑疝

认识疾病

　　当颅内某分腔存在占位性病变（如颅内肿瘤、颅内血肿、颅内脓肿）时，该分腔的压力超过邻近分腔的压力，脑组织从压力高的区域向压力低的区域移动，导致脑组织、脑血管及脑神经等重要结构受压并移位，被挤入硬脑膜的间隙或孔道中，从而产生一系列严重临床症状和体征，称为脑疝。

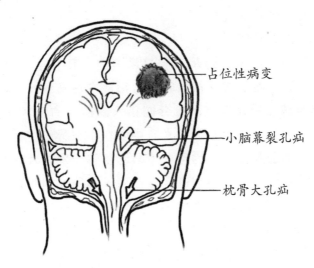

占位性病变

小脑幕裂孔疝

枕骨大孔疝

★脑疝的病因及发病机制

◆脑疝的病因

颅内任何部位占位性病变发展到严重程度都能导致颅内各分腔压力不均而引起脑疝。常见病因包括：

（1）外伤导致各种颅内血肿，如硬脑膜外血肿、硬脑膜下血肿及脑内血肿。

（2）颅内肿瘤特别是颅后窝、中线部位及大脑半球的肿瘤。

（3）颅内感染性病变包括脑脓肿、脑寄生虫病。

（4）医源性因素：对于颅内压增高患者，进行不恰当的操作如腰椎穿刺，放出脑脊液后，使各分腔间的压力差增大，可能诱发脑疝形成。

◆脑疝的发病机制

▲解剖学基础

颅腔被小脑幕分为幕上腔及幕下腔，幕下腔容纳脑桥、延髓和小脑。幕上腔又被大脑镰分隔成左右两分腔，容纳左右大脑半球。因为两侧幕上分腔借大脑镰下的镰下孔相通，所以两侧大脑半球活动度较大。中脑在小脑幕切迹裂孔中通过，其外侧面和颞叶的钩回、海马回相邻。发自大脑脚内侧的动眼神经越过小脑幕切迹行走在海绵窦的外侧壁直至眶上裂。颅腔和脊髓腔相连处的出口称为枕骨大孔。延髓下端通过此孔与脊髓连接。小脑蚓部两侧的小脑扁桃体位于延髓下端的背面，其下缘和枕骨大孔后缘相对。这里主要介绍小脑幕切迹疝和枕骨大孔疝的形成机制。

▲小脑幕切迹疝的发生机制

小脑幕切迹疝多因为一侧幕上占位性病变或脑水肿较为

严重，从而造成颅内压力不平衡，尤其是颞部压力的推动，使病变一侧的脑组织向压力较低的对侧和小脑幕下移位。因颅骨不具有弹性，小脑幕也较坚硬，此时位于小脑幕切迹上内方的海马沟或海马回就被挤入小脑幕切迹的间隙内，从而形成了脑疝。

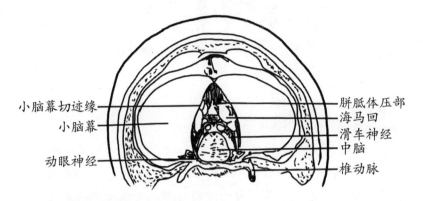

小脑幕切迹缘
小脑幕
动眼神经

胼胝体压部
海马回
滑车神经
中脑
椎动脉

▲枕骨大孔疝的发生机制

颅后窝容量较小，因为周围为颅骨，上方为坚实的小脑幕，所以对颅内压增高缓冲力有限。当颅内压增高时，常可形成两种脑疝。其一，邻近枕骨大孔后上方的小脑扁桃体被推进小脑延髓池，进而被挤入枕骨大孔并嵌顿，压迫延髓与上颈髓即形成小脑扁桃体疝；其二，幕下压力升高，为求得空间代偿，邻近小脑幕孔区的小脑上蚓部和小脑前叶向上移动，严重者将发生上升性小脑幕切迹疝。

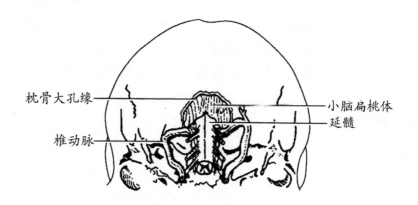

枕骨大孔缘 —— 小脑扁桃体
延髓
椎动脉 ——

 颅内压增高

凡由多种致病因素导致颅内容积增加，侧卧位腰椎穿刺所测得的脑脊液压力大于 1.92kPa，即为颅内压增高，如果出现头痛、呕吐、视力障碍及视乳头水肿等一系列临床表现时，称为颅内压增高综合征。

★ 脑疝的临床表现

◆ 小脑幕切迹疝

小脑幕切迹疝又称颞叶钩回疝，通常因一侧颅内占位病变推挤颞叶钩回，经小脑幕切迹疝入裂孔区压迫脑干。

▲颅内压增高的症状

表现为进行性加重的头痛，其程度在脑疝前加重，并伴烦躁不安，与进食无关的频繁呕吐。急性脑疝患者视乳头水肿可能缺如。

▲瞳孔改变

在病初因为患侧动眼神经受刺激可造成患侧瞳孔变小，

光反射迟钝，随病情发展患侧动眼神经麻痹，该侧瞳孔逐渐散大，直接和间接光反射都消失，可有患侧上睑下垂、眼球外斜。若脑疝进行性恶化，致脑干移位，对侧动眼神经可被挤压在天幕缘，与此同时脑干因受压致其血液循环障碍，从而影响脑干血供时，脑干内动眼神经核功能可丧失，以上因素最终造成双侧瞳孔散大，光反射消失。

▲锥体束征

表现为病变对侧肢体的肌力减弱或瘫痪，肌张力增加，病理征阳性。如果脑疝继续进展可致双侧肢体自主活动消失，严重时可发生去脑强直，这是脑干严重受损的典型表现。

▲意识改变

患者随脑疝进展出现进行性加深的意识障碍，继而出现嗜睡、浅昏迷、深昏迷。

▲生命体征紊乱

表现为血压、脉搏、体温的改变，最终呼吸停止，血压下降，心脏停搏而死亡。

◆枕骨大孔疝

枕骨大孔疝又称小脑扁桃体疝，多因后颅窝占位病变引起压力增高，导致小脑扁桃体受压下移，压迫脑干特别是延髓。由于脑脊液循环通路被堵塞，颅内压增高，患者经常出现剧烈头痛，频繁呕吐，颈项强直，强迫头位。因受压部位常位于延髓，其特点是生命体征紊乱出现较早，意识障碍出现较晚。由于延髓的呼吸中枢受损，患者早期可突发呼吸骤停而死亡。因为枕骨大孔疝意识障碍出现较晚，在临床上容易被医护人员忽略，所以凡疑有导致该类脑疝的病因，在观察、处理上更应慎重。

脑疝的分类

　　根据移位的脑组织及其通过的硬脑膜间隙及孔道，可将脑疝分为以下常见的 3 类。

　　（1）小脑幕切迹疝：又称颞叶钩回疝，是颞叶的海马回、沟回经小脑幕切迹被推移至幕下。

　　（2）枕骨大孔疝：又称小脑扁桃体疝，是小脑扁桃体及延髓经枕骨大孔被推挤向椎管内。

　　（3）大脑镰下疝：又称扣带回疝，一侧半球的扣带回经镰下孔被挤入对侧分腔。

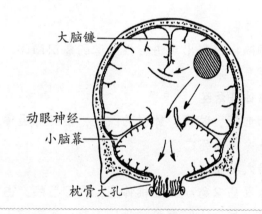

★ **脑疝的诊断及鉴别诊断**

◆ 脑疝的诊断

（1）既往有颅内压增高的病史。

（2）患者突然出现昏迷或瞳孔不等大时需考虑小脑幕切迹疝可能，呼吸突然停止需考虑枕骨大孔疝可能。

◆脑疝的鉴别诊断

▲与眼科疾病鉴别

患者是否使用过散瞳或缩瞳剂，是否患有白内障等疾病。

▲与可以引起一侧瞳孔散大的相关疾病鉴别

包括后交通动脉瘤、大脑后动脉瘤、原发性动眼神经损伤，病史及相关检查可帮助鉴别。

▲与各种引起昏迷的疾病鉴别

如中毒（CO中毒、酒精中毒、镇静催眠类药物中毒等）及某些系统性疾病（低血糖、肝性昏迷、肺性脑病、尿毒症等）。应详细询问病史，进行有关的实验室检查，头颅 CT 有助于鉴别。

预防与治疗

★ 脑疝的预防

◆颅内压增高

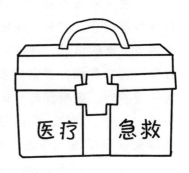

对颅内压增高患者，应准备好抢救物品，随时注意意识、瞳孔、血压、呼吸、脉搏等的改变，及时发现脑疝，早期治疗。

◆除去引起颅内压增高的附加因素

（1）迅速清除呕吐物和呼吸道分泌物，保持呼吸道通畅，保证氧气供给，以防窒息及吸入性肺炎等加重缺氧。

（2）做好血压、脉搏、呼吸的监测。血压过高或过低对患者的病情都不利，所以必须保持正常稳定的血压，从而确保颅内血液的灌注。

（3）保持良好的抢救环境，消除紧张，使之配合抢救，同时采取适当的安全措施，以确保抢救措施的落实。

（4）高体温、水电解质紊乱和酸碱平衡失调等因素都可进一步促使颅内压升高，也应给以重视。

◆脑复苏抢救

（1）保持呼吸道通畅，给予气管插管，必要时将气管切开；呼吸支持，可行口对口人工呼吸或使用简易呼吸器或人工呼吸器，加压给氧。

（2）循环支持：如心跳停止立即进行胸外心脏按压，保持心脏泵血功能。

（3）药物支持：根据医嘱予以呼吸兴奋剂、升压药、肾上腺皮质激素等综合对症处理。

◆护理

昏迷患者应保持呼吸道通畅，及时吸痰。排痰困难者，可行气管切开，避免二氧化碳蓄积而加重颅内压增高。观察电解质平衡的情况，详细记录出入液量。患病3天后不能进食者可选择鼻饲，并做好胃管的护理，留置胃管后需每日2次口腔护理，定时翻身，认真做好各项基础护理，确保床铺平整、干净、柔软，保持局部皮肤干燥，防止褥疮发生。对有脑室穿刺引流的患者，严格按脑室引流护理。大便秘结者，可使用缓泻剂疏通，有尿潴留者，留置导尿管，做好尿、便护理。

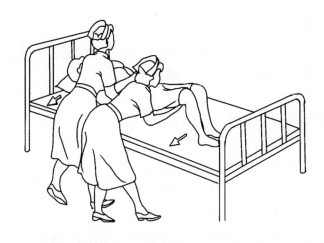

★脑疝的治疗

脑疝是颅内压升高引起的严重状况，必须做紧急处理。除必要的病史询问及体格检查外，应立即由静脉输注高渗降颅内压药物，以改善病情。然后进行必要的诊断性检查以明确病变的性质和部位，根据具体情况做手术，去除病因。如果病因一时不能明确或虽已查明病因但尚缺乏有效治疗手段，则可选择姑息性手术来缓解增高的颅内压。

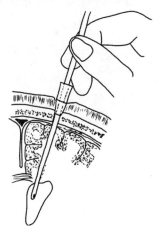

◆侧脑室体外引流术

经额、眶、枕部快速钻颅或锥颅，穿刺侧脑室并布置硅胶引流管行脑脊液外引流，以快速降低颅内压，缓解病情。尤其适于严重脑积水患者，是临床上常用的颅脑手术前的抢救措施之一。

◆脑脊液分流术

脑积水的患者可采取侧脑室－腹腔分流术。导水管梗阻或狭窄者，可选择侧脑室－枕大池分流术。

◆减压术

小脑幕切迹疝时可采取颞肌下减压术；枕骨大孔疝时可采取枕肌下减压术。这种减压术常造成脑组织的大量膨出，对脑的功能损害较大，所以非迫不得已不宜采用。重度颅脑损伤致严重脑水肿而颅内压增高时，可选用去骨瓣减压术。以上方法称为外减压术。在开颅手术中可能会出现脑组织肿胀膨出，这时可将部分非功能区脑叶切除，以达到减压目的，称为内减压术。

脑脊液分流术

脑脊液分流术是将脑室内的脑脊液引导到身体的其他部位以恢复脑脊液分泌与吸收之间的平衡，从而达到治疗脑积水的目的。

脑脊液分流术是神经科常用的一种治疗手段，主要用来治疗各种类型的脑积水以及少数未能切除的颅内肿瘤导致的颅内压增高等。理想的脑脊液分流术应具备的要求为：操作简单，对患者的创伤小；取材容易，不需特殊的引流设备；引流部位合理，不宜因分流而引起组织反应或感染；引流的速度适当，能维持较恒定的颅内压力；适应证广，可用于各种类型病例。

日常保养

◆饮水

在深夜让喝200mL白开水，早晨血黏度不但不上升，反而有所下降。晚上饮水能够降低血黏度，维持血流通畅，避免血栓形成。

◆有氧运动

保持乐观心态，适当进行慢跑、散步、柔软体操、打太极拳等有氧运动。长期坚持有氧运动可以增加体内血红蛋白的数量，提高机体抵抗力，抗衰老，增强大脑皮层的工作效率及心肺功能，增加脂肪消耗，预防动脉硬化，降低心脑血管疾病的发病率。

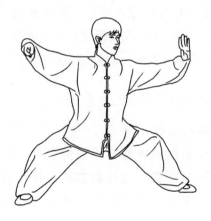

◆合理饮食

以谷类为主，多进食桃、橙、香蕉、菠菜、毛豆、甜薯、马铃薯等富含钾的食物；坚果、海藻等富含镁的食物；蔬菜、香蕉、薯类及纤维素多的食物；少盐、少糖。

二十三　脑内血肿

认识疾病

外伤性脑内血肿绝大多数为急性，尤其是位于额颞底部的脑内血肿，多数伴发脑挫裂伤及硬脑膜下血肿。血肿量究竟多大才称为脑内血肿尚有不同的看法，通常认为血肿量大于 20mL 称为脑内血肿，也有人认为出血量占挫裂伤灶的 2/3 以上就称为脑内血肿。若血肿较大，如位于基底节、丘脑或脑室壁附近，可向脑室溃破造成脑室内出血，病情危急，预后不良。在 CT 广泛普及后，有些患者在伤后首次 CT 未见脑内血肿，随后的 CT 复查发现有脑内血肿，称为迟发性脑内血肿。

★脑内血肿的病因及发病机制

◆脑内血肿的病因

可由直接暴力和对冲性脑挫裂伤引起。直接暴力和间接暴力都可导致颅脑损伤。直接暴力指直接作用于头部而引发损伤的致伤力，着力点在头部。间接暴力指外力作用在身体其他部位后传递到头部造成颅脑损伤。通常根据头皮、颅骨损伤的部位及暴力作用的方式可以推测脑损伤的部位，甚至可以估计损伤的类型。

◆脑内血肿的发病机制

▲加速性损伤

相对静止的头颅突然遭受外力打击，使其瞬间由静态转为动态，因此而形成的脑损伤，称为"加速性损伤"。外力在着力点处造成冲击性损伤，即着力部的颅骨因为受外力的作用而产生瞬时局部凹陷变形，导致深部的脑组织受到冲击力致伤。与此同时，当外力作用停止，颅骨复原，在脑和颅骨内板之间将形成一瞬间负压腔隙，使得受损的脑组织在压力梯度变化下再次损伤。另外，在外力作用的对侧，即着力点的远侧端发生脑组织的对冲击性损伤，即相对静止的头颅受打击之后立刻向外力作用的方向运动，而头部的移动因受到躯体的限制骤然停止，但脑组织因惯性作用冲撞在颅腔的内壁上尤其是额部颅底，造成对冲性损伤。

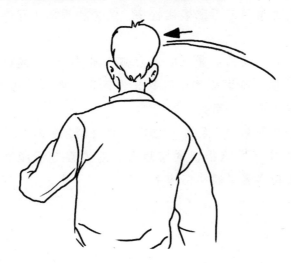

▲减速性损伤

运动的头颅突然碰撞到外物，瞬间由动态转变为静态，因此而引起的脑损伤称为"减速性损伤"，如跌伤、坠落伤，或从行驶的车辆上摔下而受伤，其损伤机制主要是对冲性脑损伤，其次为局部冲击伤。减速性损伤造成的对冲伤具有如下的规律性。

（1）枕部正中着力：一般造成双侧额颞前端及底部脑挫裂伤。

（2）枕部侧方着力：造成同侧较轻而以对侧为主的额颞前端及底部损伤。

（3）顶枕部着力：通常造成对侧额、颞前底部及外侧的损伤。

（4）顶部着力：若力轴向额部，引起额叶眶面及颞叶前端损害；若力轴向枕后，引起同侧枕叶内侧面的挫伤；若力轴向对侧，形成对侧额颞底部外侧及前端的损伤。

（5）颞部侧方着力：多造成对侧颞叶前外侧受损，在外侧裂区也常有广泛的表浅挫伤，外力作用侧也可有局灶挫裂伤。

（6）额部着力：通常以着力部脑损伤为主，枕叶一般都无明显损伤，这可能和小脑幕光滑而富于弹性，没有摩擦、起到缓冲保护作用有关。

（7）面部着力：因为颌面部的骨性解剖结构起到缓冲衰减外力的作用，脑损伤通常较轻，着力点越近颅底损伤越重，脑损伤大多以对冲伤为主。

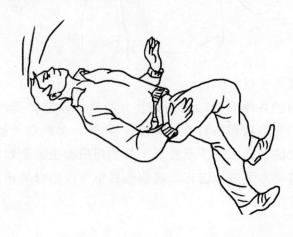

★脑内血肿的病理

血肿形成的初期只有血液积聚，浅部者周围常与挫碎的脑组织混杂，深部者周围还有受压坏死、水肿带环绕。4~5天后血肿开始液化，转变为棕褐色陈旧血液，周围有胶质细胞增生，至2~3周时，血肿表面具有包膜形成，内贮黄色液体，并逐渐成为囊性病变，相邻脑组织具有含铁血黄素沉着，局部脑回变得宽平软化，有波动感。

★脑内血肿的临床表现

因为脑内血肿多与脑挫裂伤同时伴发，临床表现也与脑挫裂伤类似，主要表现为意识障碍，根据损伤的程度及血肿的部位可有相应的神经系统局灶症状。位于额极和颞极的血肿除颅内压增高外，大多无明显定位症状或体征。若血肿累及重要功能区，则可出现偏瘫、失语、偏盲、偏身感觉障碍、精神异常以及癫痫等症。对冲性脑挫裂伤所致的脑内血肿患者，伤后意识障碍多存在进行性加重，无中间意识好转期，病情变化快，容易引发脑疝。冲击伤或凹陷骨折所引起的局部血肿，病情变化相对缓慢者，除局部脑功能损害症状外，还有头痛、呕吐、视乳头水肿等颅内压增高的现象。老年患者因为血管脆性增加，较易发生脑内血肿。

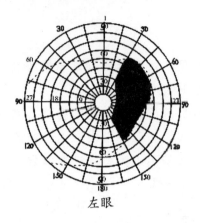 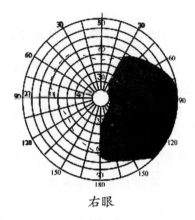

左眼   右眼

 失语症

　　失语症是脑损害造成的语言交流能力障碍，包括多种语言符号（言语、文字、手语等）表达或理解能力受损或丧失。患者意识清楚、无精神障碍以及严重认知障碍，无视觉、听觉缺损和口、咽喉、舌等发音器官肌肉瘫痪和共济失调，却听不懂别人及自己讲的话，也无法表达，不理解或写不出病前会读、会写的字句等。

　　语言表达或理解障碍传统上根据语言损害的临床特点及病变部位进行分类。目前国内常用的汉语失语症分类法为：

　　（1）外侧裂周围失语综合征。病灶都在外侧裂周围区，共同特点是都有复述障碍。

　　（2）经皮质性失语。病灶位于分水岭区，又称分水岭区失语综合征，共同特点为复述相对保留。

　　（3）完全性失语。

　　（4）命名性失语。

（5）皮质下失语综合征。

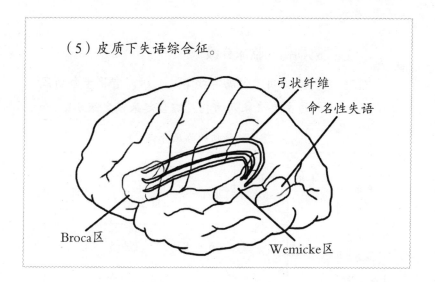

弓状纤维

命名性失语

Broca区

Wemicke区

★脑内血肿的诊断及鉴别诊断

◆脑内血肿的诊断

（1）外伤后发病。

（2）伤后留有意识障碍，或有局灶脑损伤的症状。

（3）头颅CT可发现脑内血肿形成、脑水肿等征象。

◆脑内血肿的鉴别诊断

急性和亚急性脑内血肿与脑挫裂伤、硬脑膜下血肿相似，严重的脑挫裂伤可同时出现脑内血肿与硬脑膜下血肿，需要CT影像学进行鉴别。此外，可根据病史与自发性脑出血鉴别。

急性脑损伤的临床分级

GCS 分类简单明了但尚有些不足，所以有将生命功能和眼部症状中的主要征象列为指标综合起来确定级别。

急性脑损伤的临床分级

指标	第Ⅰ级（轻型）	第Ⅱ级（中型）	第Ⅲ级（重型）		
			Ⅲ1（普重型）	Ⅲ2（特重型）	Ⅲ3（濒死型）
意识状态（GCS）	13 ~ 15	9 ~ 12	6 ~ 8	4 ~ 5	3
生命功能 呼吸	正常	可正常	增快或减慢	节律正常可呈周期性	不规则或停止
循环	正常	可正常	可明显紊乱	可显著紊乱	严重紊乱
眼部症状 瞳孔大小	正常	正常	可不等大	两侧多变或不等	散大固定
瞳孔反应	正常	正常	正常或减弱	减弱或消失	消失固定

预防与治疗

★脑内出血的预防

◆保持呼吸道通畅

清除呼吸道分泌物，解除梗阻，避免吸入性肺炎和缺氧。

◆冬眠降温

控制高热，实验证明持续高热40℃2小时，可导致脑水肿加重 40%；当体温降至 30℃时，脑的耗氧量是正常的 50% ~ 55%，因此，冬眠降温可减少脑水肿及耗氧量，以达到预防目的。

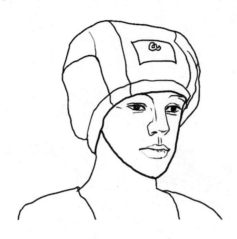

◆镇静

抽搐或烦躁不安，可使颅内压增高，用镇静药物控制，不得用捆绑、按压等对抗的办法来制止。

★脑内出血的治疗

◆一般处理

主要是防治脑水肿、对症治疗、预防并发症，密切注意病情，复查 CT。有条件时可送入 ICU，进行连续生命监测及神经系统监测治疗。患者宜保持气道通畅，必要时进行气管插管，预计患者于短期内（3 ~ 5 天）不能清醒时，应及早将气管切开，以便排痰，减少气道阻力和死腔，必要时呼吸机辅助呼吸，预防低氧血症。酌情镇痛、镇静，减少患者挣扎躁动，但不得影响意识观察和呼吸。同时应抬高床头 15° ~ 30°，以便于颅内静脉回流、降低颅内压。严重脑挫裂伤患者可因为中枢性高热、癫痫、应激性溃疡、肺部感染、高血糖及水电解质紊乱等各种并发症致病情加重，应及时查明原因予以对症处理。对伤后早期就出现中枢性高热、频繁去脑强直、间脑发作或癫痫持续发作者，应予以亚低温或巴比妥治疗。

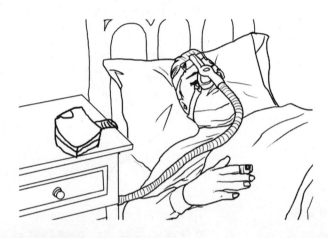

◆控制颅内高压

有头痛、呕吐等显著颅内高压者用 20% 甘露醇每次 0.25～1g/kg，4～6 小时一次。无显著颅内高压者不宜使用脱水剂，尤其是伤后 6 小时，由于"填塞效应"的存在，盲目脱水可能加重出血。对于重型者（GCS 3～8 分）应进行颅内压监护，对 GCS 9～12 分、脑内多发挫裂伤者也建议行颅内压监护。重症者最好在颅内压监护下完成脱水治疗，可进行亚低温治疗减轻脑水肿和降低颅内压，如果病情无好转，出现恶性颅内高压应进行手术治疗。

◆神经功能恢复治疗

在颅脑外伤急性期治疗中需注意保护脑神经功能，尽量减少废损，可予以神经功能恢复的药物。

◆手术治疗

脑内血肿通常不需要手术治疗，但当有继发性损害引起颅内高压甚至脑疝形成时，就需要手术治疗。

 格拉斯哥昏迷分级（GCS）

昏迷指数，是医学上评估患者昏迷程度的指标，现在用的最广的是格拉斯哥昏迷指数（GCS）。这个指数是由格拉斯哥大学的两位神经外科教授 Graham Teasdale 和 Bryan J.Jennett 在 1974 年所发表。

睁眼反应		言语反应		运动反应	
正常睁眼	4	回答正确	5	遵命动作	6
呼唤睁眼	3	回答错误	4	定位动作	5
刺痛睁眼	2	含混不清	3	肢体回缩	4
无反应	1	唯有声叹	2	肢体屈伸	3
		无反应	1	肢体过伸	2
				无反应	1

日常保养

◆针灸

针灸可使淤阻的经络通畅，进而发挥其正常的生理作用，无论是脑出血还是脑梗死，除了伴有意识障碍、脑疝形成、肺

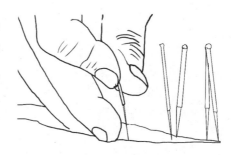

水肿及应激性消化道大出血等严重并发症外，都应力争早期针灸。

◆卧床

通常需卧床休息，保持安静，避免情绪激动和血压升高。密切观察体温、脉搏、呼吸和血压等生命体征，注意瞳孔变化和意识改变。

◆水、电解质平衡

注意预防水电解质紊乱，以免加重脑水肿。要多进食新鲜蔬菜和水果，每日补钠、补钾、糖类、补充热量。要维持体内有充足的水分，使血液稀释。晚餐要清淡。晚睡前、晨起时，饮1～2杯温开水。

二十四　垂体腺瘤

认识疾病

　　垂体腺瘤是最常见的鞍区肿瘤，来源于腺垂体，占颅内原发肿瘤的 10% ~ 15%，居第三位，仅次于胶质瘤与脑膜瘤，年发病率为 8.2 ~ 14.7/10 万。尸检发现率为 20%，正常无相关临床症状的人群行 MRI 发现率可达 10%，各年龄段都可发病，以 30 ~ 60 岁多发。具有内分泌活性的功能性腺瘤占垂体腺瘤的 65% ~ 75%，其中促肾上腺皮质激素腺瘤占 5% ~ 10%、生长激素腺瘤占 20% ~ 30%、泌乳素瘤占 40% ~ 60%；无功能性腺瘤占垂体腺瘤的 25% ~ 35%。小儿垂体腺瘤发病率很低。

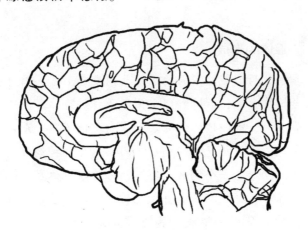

★垂体腺瘤的病因及发病机制

◆垂体腺瘤的病因

（1）遗传因素：如 MEN-1 突变，垂体腺瘤转录因子 prop-1 过量。

（2）垂体因素：Gsp、Ras 突变，FGF-2、EGF、NGF 等生长因子太多，癌基因激活，抑癌基因的失活，c-myc 等癌基因的过度表达。

（3）下丘脑因素：包括生长激素释放激素（GHRH）、促肾上腺皮质素释放激素（CRH）、促甲状腺激素释放激素（TRH）过量等。

（4）环境因素：过高雌激素暴露、放疗等。

◆垂体腺瘤的发病机制

现在认为垂体腺瘤的发展可分为两个阶段，即起始阶段和促进阶段。在起始阶段垂体细胞自身缺陷为主因；在促进阶段，下丘脑调控失常等为主因。

 垂体的形成

垂体由两个截然不同的原基共同发育形成，前叶腺垂体来自拉特克囊，后叶神经垂体源于神经垂体芽。胚胎发育至第 3 周，口凹顶的外胚层上皮向背侧下陷，形成一个囊状突起，称拉特克囊。稍后，间脑的底部神经外胚层向腹侧突出，形成一个漏斗状突起，称神经垂体芽。拉特克囊与神经垂体芽逐渐增长并相互接近。到第 2 个月末，拉特克囊的根部退化消失，其远端长大并和神经垂体芽相贴。之后，囊的前壁快速增大，形成腺垂体，腺垂体中分化出多种腺细胞，分别是泌乳素细胞、生长激素细胞、促性腺激素细胞、促肾上腺皮质激素细胞及促甲状腺激素细胞。从腺垂体向上长出一结节状突起同时包绕漏斗柄，形成垂体的结节部。囊的后壁生长迟缓，形成垂体的中间部。神经垂体芽的远端膨大，形成由神经纤维与神经胶质细胞构成的神经垂体。

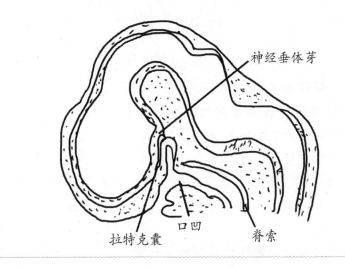

神经垂体芽

拉特克囊　　口凹　　脊索

★垂体腺瘤的临床表现

相应的内分泌症状及视觉障碍是鞍区病变常见的表现，典型的垂体腺瘤有如下临床表现。

◆共有的临床表现

▲头痛

头痛是最常见的早期症状，约见于2/3的患者，多位于眶后、前额及双侧颞部，间断性发作。肿瘤坏死、出血、瘤内压力急剧增高时，也会出现剧烈头痛。

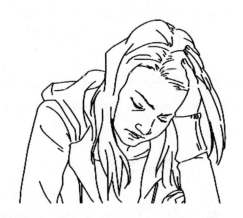

▲视觉障碍

视觉障碍是各类垂体大腺瘤最常见的体征，常首诊眼科，典型表现为双颞侧偏盲。

▲垂体功能低下

主要表现：乏力、面色苍白、食欲减退、空腹低血糖、闭经、性欲减退、丧失生育能力、皮肤干燥而细薄、水肿、毛发脱落等。

◆功能性垂体腺瘤特有的临床表现

常首先以垂体功能亢进作为特点，分别出现泌乳素、生长激素、促肾上腺皮质激素及促甲状腺激素（少见）过多分泌的临床表现：闭经泌乳综合征、肢端肥大症或巨人症、Cushing 病和继发性甲状腺功能亢进。垂体破坏达 50% 以上时将出现激素分泌过低的临床表现：通常先出现泌乳素（PRL）、黄体生成素（LH）/促卵泡素（FSH）、生长激素（LH）分泌不足的症状，进而出现促甲状腺激素（TSH）、促肾上腺皮质激素（ACTH）分泌不足的相应表现：分娩后无乳汁分泌，空腹低血糖，女性闭经、性欲减退或消失，乳腺和生殖器萎缩。男性表现为第二性征退化，包括阴毛稀少、音调柔和，肌肉不发达，皮下脂肪增加，性欲减退、阳痿、睾丸、前列腺、外生殖器萎缩，精子不发育。面色苍白，皮肤干燥、细薄，毛发脱落，表情淡漠，反应迟钝，智力下降，畏寒，幻觉、妄想、精神失常，甚至躁狂，心率减慢。乏力，体重下降，食欲不振，恶心呕吐，血压降低，易出现低血糖，易并发感染。

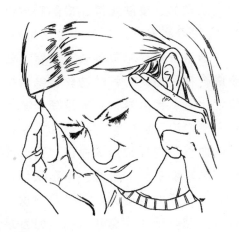

▲ PRL 瘤

PRL 瘤是有功能腺瘤中最常见的一种，为 40% ~ 60%，多见于 20 ~ 30 岁青年，女性患者明显多于男性，女性患者的典型临床表现包括：PRL 增高、雌激素减少所致的闭经、泌乳、不孕，称闭经－泌乳综合征，也可出现乏力、嗜睡、头痛、精神异常、性功能减退、毛发脱落、肥胖等。男性患者可出现：性欲减退、阳痿、乳房发育、溢乳、胡须稀少，甚至生殖器萎缩，精子不发育。骨质疏松是常见并发症。此类型腺瘤患者经常长期误诊误治，需重视健康宣教，早期发现并治疗。

▲ GH 瘤

GH 瘤占垂体腺瘤的 20% ~ 30%，多见于 30 ~ 50 岁，男、女发病率相当，腺瘤生长缓慢，病程长；骨骺闭合前生长激素分泌太多，则表现为巨人症，成年以后 GH 分泌太多表现为肢端肥大症。主要临床表现为：骨骼与软组织的过度生长，手脚增粗增大，嘴唇变厚，额部隆起，下颌前凸，牙齿咬合不正，牙间距变宽，声音低沉，打鼾、呼吸暂停综合征，真皮结缔组织增加、皮肤粗厚，皮脂腺分泌过亢（油质感），汗腺分泌亢进且有多汗。关节软骨增生致骨性关节炎，膝关节与髋关节最常受累；椎体延长且变宽、骨赘的形成和椎间盘退化造成脊柱后凸；肋骨和肋软骨结合处没有闭合的骨骺增生引起桶状胸。代谢异常：糖尿病和高脂血症。高血钙、高尿钙和高磷血症，同时骨转换增加，使得骨质疏松的发生率增加。心血管系统异常：高血压、冠心病、心律失常和心功能不全。肺功能不全。肾脏、甲状腺增大。既往许多患者因身高优势进入专业运动员队伍，目前这种情况已受到重视，但仍有很多肢端肥大症患者未被及时发现，许多因并发糖尿病、高血压、心肺功能不全就诊时才会发现，耽误了治疗的时间。

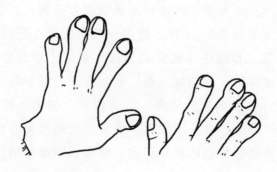

▲ ACTH 瘤

ACTH 瘤又叫做 Cushing 病，占 5% ~ 10%，最常见的临床表现为体重增加和向心性脂肪沉积，脂肪在面部、锁骨上、颈部沉积导致满月脸、水牛背；真皮和皮下结缔组织萎缩致皮肤变薄，面部皮肤多血质外观；腹部与腋窝处出现紫纹；多毛和色素沉着等。高血压与糖耐量异常、水电解质紊乱。女性性欲减退、月经不规则或者闭经、溢乳、不孕等，男性性欲减退、阳痿及睾丸萎缩。精神异常，抑郁、情绪不稳、躁狂症等。晚期经常并发心脑血管疾病、呼吸系统疾病和感染性疾病危及生命。

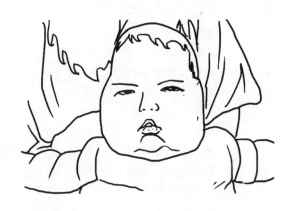

▲ TSH 瘤及促性腺激素（Gn）瘤

TSH 瘤及促性腺激素（Gn）瘤都少见，主要表现为血液相应激素水平增高及其相应的内分泌症状，如甲亢等。

垂体腺瘤 Hardy 分级

根据垂体腺瘤生长特点，Hardy 提出的垂体腺瘤分级标准将垂体腺瘤分为 5 级。

分级	大小	累及的结构	临床症状
Ⅰ级	<10mm	鞍内型，鞍底骨质正常或有局限性轻微变薄、凸出，病侧鞍底倾斜	仅内分泌症状或无症状
Ⅱ级	10~20mm	位于鞍内或轻微向鞍上生长，蝶鞍扩大，不对称，鞍底有局限性改变	仅内分泌症状或无症状
Ⅲ级	20~30mm	可向鞍上生长，蝶鞍扩大较著，鞍底有局限性侵蚀、破坏，肿瘤长向视交叉池，第三脑室前下方可有轻度抬高	内分泌症状、视力视野障碍
Ⅳ级	30~40mm	鞍上生长，或向蝶窦内生长，有时突入鼻腔，蝶鞍显著扩大，鞍壁广泛破坏，呈幻影蝶鞍形态	明显内分泌症状、视力视野障碍、下丘脑症状
Ⅴ级	>40mm	鞍上、鞍旁（前、中、后四）及蝶窦内生长，或沿硬脑膜外长入海绵窦等处，第三脑室室间孔阻塞，有脑积水	内分泌症状、视力视野障碍、下丘脑症状、颅内压增高、脑积水等

注：多数情况下Ⅰ、Ⅱ级为局限型，Ⅲ级为局部侵袭型，Ⅳ、Ⅴ级为广泛侵袭型。

★ 垂体腺瘤的诊断及鉴别诊断

◆ 垂体腺瘤的诊断依据

（1）临床表现：闭经-泌乳综合征、巨人症/肢端肥大症、库欣病、甲状腺功能亢进、头痛、视觉障碍表现。

（2）垂体有关激素检查异常。

（3）蝶鞍区 MRI 或 CT 检查显示垂体病变。

◆ 垂体腺瘤的鉴别诊断

▲ 颅咽管瘤

颅咽管瘤源自于垂体柄结节部的鳞状表皮细胞，多发生在儿童或 50～60 岁人群，临床表现通常为发育迟缓、颅内压增高、垂体功能低下，约 50% 出现侏儒型或矮小症，约 1/3 患者患有尿崩症。CT 提示病灶钙化率可达 90%，尤其囊壁呈蛋壳样钙化是颅咽管瘤的特点，有利于诊断和鉴别诊断。MRI 表现为高低不同信号，多位于鞍上池靠前部位。

在成人，颅咽管瘤多是实质性，可有视力视野障碍、下丘脑-垂体轴功能减退等，难以与垂体无功能腺瘤鉴别，需结合影像学、手术和病理检查才可以确定诊断。

▲ 鞍区脑膜瘤

鞍区脑膜瘤多源自于鞍结节、蝶骨平台、鞍旁、海绵窦、视交叉鞍隔硬脑膜处，常见于成年人。临床特点为病程长、生长缓慢、起病隐匿、肿瘤大、症状轻微，一般无内分泌异常症状体征；肿瘤多为

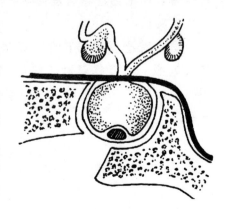

偏侧生长，所以视觉障碍以单眼颞侧偏盲常见，常造成一眼或双眼失明，少有其他脑神经的损害，蝶鞍一般正常，鞍结节部位可发生骨质增生。影像学检查肿瘤多提示为实性呈均匀强化影像，边界清楚，包膜完整，少有囊性。

▲拉克囊肿

拉克囊肿多无症状，或只有头痛，大型囊肿可压迫垂体和垂体柄引起垂体功能减退及尿崩症，蝶鞍扩大，视觉障碍及高泌乳素血症。

▲垂体增生

生理性增生多发生在青春期或更年期；继发性增生则多由甲状腺功能低下等造成，常见于儿童或青少年。临床表现经常为疲乏，行动迟缓，嗜睡，记忆力下降，面部水肿，目光呆滞，眼睑松肿，表情淡漠，少言寡语，注意力、理解力、计算力减退，反应迟钝、精神抑郁或烦躁。严重者将出现痴呆、幻想、昏睡、惊厥、共济失调或眼球震颤。黏液水肿者可出现关节病变或积液。表现为心率缓慢，心音低弱，心肌病变，心包积液，胸腔积液，动脉粥样硬化及冠心病。患者食欲下降，腹胀腹水便秘。成年人出现性欲减退；老年人或者长期未治疗者可发生黏液性水肿昏迷。

▲其他

垂体腺瘤还需与鞍区生殖细胞瘤、垂体脓肿、脊索瘤、神经鞘瘤、上皮样囊肿、空泡蝶鞍综合征、下丘脑错构瘤、视神经或视交叉胶质瘤、畸胎瘤、脑血管动脉瘤等疾病进行鉴别。

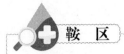

鞍　区

（1）境界：前界是前床突、交叉沟前缘；后界是后床突、鞍背；两侧界是颈动脉沟。

（2）主要结构及毗邻：包括蝶鞍、鞍膈、垂体、海绵窦、鞍上池、鞍上血管及下丘脑。

1）蝶鞍：位于颅中窝正中部、蝶骨体上方；形状似马鞍；包括垂体窝、鞍结节、中床突、交叉前沟、视神经管、前床突、鞍背及后床突等结构。

2）鞍底：即垂体窝的底；其形状大多为平坦（平直型）或凹陷（下凹型），少数为隆起（上凸型）。

3）鞍膈：即颅底的硬脑膜覆盖在垂体窝上方的水平位的膈板。为长方形，其表面下凹或平直。鞍膈中央的小孔是膈孔，有垂体柄通过。

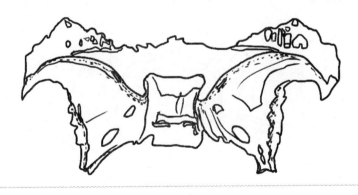

预防与治疗

★ 垂体腺瘤的预防

◆ 饮食

（1）饮食要规律，不得暴饮暴食，按时吃饭。

（2）脑垂体瘤患者需多吃富含维生素 A，胡萝卜素以及维生素 B_2 的食品。

（3）应多吃含磷脂高的食物，如蛋黄，鱼，虾，核桃，花生等。

（4）宜清淡，少食辛辣、煎炒、油炸等不消化及刺激性食物，多食水果，蔬菜和纤维性食物，多饮水。

（5）要有意识地多吃用保护眼睛的食物。如鸡蛋，动物的肝，肾，胡萝卜，大白菜，番茄，黄花菜，空心菜，菠菜，枸杞等。

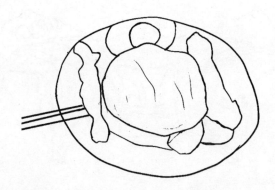

◆ 心理安慰

垂体瘤属于脑内良性肿瘤，手术效果好，痊愈后可参加正常工作。

◆术后预防

放疗时间通常在术后1个月左右，放疗期间少去公共场所，注意营养，定期测量血象。按医嘱服药，1年CT复查1次。

★脑垂体瘤治疗

◆药物治疗

▲垂体 PRL 瘤的药物治疗

垂体 PRL 瘤的首选治疗手段为药物治疗，国内外研究显示约80%的患者可经过药物治疗改善血 PRL 水平并消除临床症状。主要治疗药物包括：

多巴胺激动剂溴隐亭，从 1.25mg 每日1次逐渐增加到 2.5mg 每日3次，甚至更大量，但有研究表明每天 20 ~ 40mg 时疗效不增加，副作用增加。

卡麦角林：是高选择性多巴胺2受体（DR-2）激动剂，0.5 ~ 1.0mg，每周1 ~ 2次，通常每周用量＜3mg。

喹高利特：75 ~ 150μg/d。

▲GH 瘤的药物治疗

GH 瘤的药物治疗，有生长抑素类似物、GH 受体拮抗剂等。主要生长抑素类似物包括：奥曲肽、兰瑞肽等；主要 GH 受体拮抗剂包括：培维索孟。

◆手术治疗

▲手术适应证

（1）大型无功能垂体腺瘤者。

（2）功能性垂体腺瘤药物治疗无效或者药物不耐受者。

（3）垂体卒中造成视力急剧下降，有失明风险者。

（4）其他治疗方法效果不佳或失败者。

▲手术方式

手术主要包括经蝶入路与经颅入路两种方式。前者是目前最常见的手术方式，据报道72%～98%的垂体腺瘤可以经过蝶手术切除。

◆放射治疗

放射治疗主要包括传统放疗与γ刀放射治疗，传统放射治疗已较少使用。

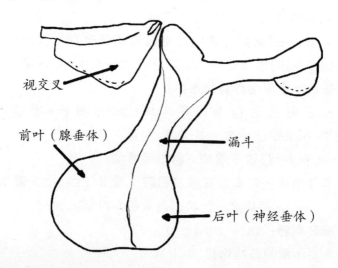

视交叉

前叶（腺垂体）

漏斗

后叶（神经垂体）

日常保养

◆心灵沟通

与患者交谈，鼓励患者表达自己的感受，予以正面引导。鼓励患者保持经常进行修饰的习惯以及改善个体形象的方法：恰当的衣着、恰当的修饰。

◆饮食

给予高热量、高蛋白质、高维生素的饮食。

◆劳累

　　患者需养成良好的生活规律，保持身心健康。嘱患者避免受凉、过度劳累和激动。

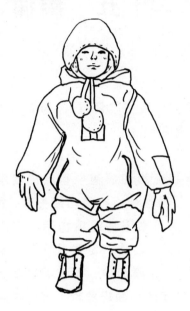

二十五 癫痫

认识疾病

癫痫在民间又称为"羊角风"，因其发病率高且发作形式恐怖而令人闻之变色。

在医学上严格的定义为"一组由不同病因所引起的一种综合征，其临床特征为在病程中有反复发作的大脑神经元异常放电所致的暂时性中枢神经功能失常，表现为运动、感觉、自主神经功能及高级神经精神活动方面不同程度的异常。"需要强调的是，发作一定是多次的，单次的发作只能叫做"痫性发作"。在癫痫中，具有特殊病因，由特定的症状及体征组成的特定的癫痫现象称为癫痫综合征。

★癫痫的病因及发病机制

◆癫痫的病因

癫痫的常见病因包括：遗传、颅脑外伤、脑肿瘤、缺氧、颅脑手术、颅内感染、皮质发育障碍、脑血管病、寄生虫、药物和毒物的影响、遗传代谢性疾病、产前与产时损伤、脱髓鞘疾病等。

◆癫痫的诱因

（1）发热、过量饮水、过度换气、饮酒、缺眠、过度疲劳和饥饿。

（2）感觉性因素：包括视觉刺激（光、电视）、听觉刺激（巨响、音乐）、前庭刺激、嗅觉刺激、味觉刺激、触觉或本体觉刺激等，都能成为诱发因素。若病患只在特定的诱因刺激下才发作，称为反射性癫痫。

（3）精神因素：某些患者在强烈的情感刺激、精神激动、受惊等时刻促诱发癫痫发作，称精神反射性癫痫。

（4）药物因素：某些药物如美解眠、丙咪嗪、异烟肼等可引发癫痫。突然撤除抗癫痫药物也可诱发癫痫。

◆癫痫的发病机制

癫痫的发病机制较为复杂，影响因素颇多。癫痫患者脑中神经元或神经元群发生痫性放电的原因是细胞内外离子异常分布，伴随动作电位后出现的持续去极化状态，导致钾离子外流及钙离子内流，并有钠、氯离子等的异常转运。这些离子进出细胞受到电压门控及配体－受体门控离子通道的调节，γ－氨基丁酸、兴奋性氨基酸等神经递质、调质和受体则通过多个环节直接或间接调控这些离子通道，一个环节异常就可以触发癫痫发作。

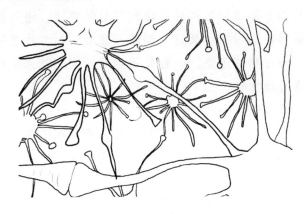

癫痫的大发作和小发作的划分

癫痫的大发作与小发作都属全身性发作。大小发作不是根据抽搐动作幅度大小区分的。大发作有全身四肢的抽搐，而典型小发作，只有短暂的（不超过1分钟）的意识丧失，而没有抽搐动作。有些患者或家属将全身大发作以外的其他形式的发作都认定是小发作，这显然是不准确的。临床医生要依据患者的病史、发病症状等准确分型，合理选药，才能收到较好效果。

★ 癫痫的临床表现

◆ 全身强直－阵挛发作（大发作）

突然意识丧失，继之先强直后阵挛性痉挛，常伴有尖叫，面色青紫，尿失禁，舌咬伤，口吐白沫或血沫，瞳孔散大，保持数十秒或数分钟后痉挛发作自然停止，进入昏睡状态，醒后存在短时间的头昏、烦躁、疲乏，对发作过程没有记忆，若发作持续不断，一直处于昏迷状态者称大发作持续状态，常危及生命。

◆ 失神发作（小发作）

突发性精神活动中断，意识丧失，可伴有肌阵挛或自动症，一次发作数秒至十余秒，脑电图出现3次／秒棘慢或尖慢波综合。

◆ 单纯部分性发作

某一局部或一侧肢体的强直、阵挛性发作或感觉异常发作，时间短暂，意识清楚。如果发作范围沿运动区扩及其他肢体或全身时可出现意识丧失，称杰克森发作（Jack），发作后患肢可有暂时性瘫痪，称 Todd 麻痹。

◆复杂部分性发作（精神运动性发作）

精神感觉性，精神运动性和混合性发作，多有不同程度的意识障碍及显著的思维、知觉、情感和精神运动障碍，可有神游症、夜游症等自动症发生，有时在幻觉、妄想的支配下可发生伤人、自伤等暴力行为。

◆自主神经性发作（间脑性）

可出现头痛型，腹痛型，肢痛型，晕厥型或心血管性发作。

 抽搐与癫痫

抽搐是癫痫的主要症状之一，但不是癫痫病的独有症状。其他疾病也可引发抽搐，如癔症抽搐、低钙抽搐、小儿高热惊厥、低血糖惊厥等都不属癫痫病范畴。所以抽搐不一定都是癫痫病所致。同时，有些类型的癫痫患者没有抽搐症状，如失神发作、颞叶癫痫、腹型癫痫、头痛癫痫等。所以不能把抽搐与癫痫等同起来。

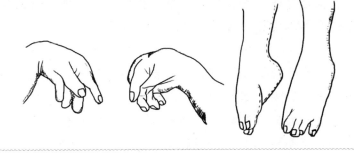

★ 癫痫的诊断和鉴别诊断

◆ 癫痫的诊断

在癫痫诊断确定之后，应设法找出病因。在病史中应询问有无家族史、出生和生长发育情况、既往有无脑炎、脑膜炎、脑外伤等病史。查体中有无神经系统体征、全身性疾病等。然后选择相关检查，如头颅磁共振（MRI）、CT、血糖、血钙、脑脊液检查等，以进一步查明病因。

◆ 脑电图诊断癫痫

脑电图检查对于癫痫病的诊断、鉴别诊断具有十分重要的意义，是诊断癫痫必不可少的辅助检查手段。理论上讲，任何一种癫痫发作均可以用脑电图记录到发作或发作间期痫样放电，但实际工作中因为技术和操作上的局限性，常规头皮脑电图只能记录到49.5%患者的痫样放电。因此，临床上不能因为脑电图正常就排除癫痫病的诊断，也不能因为脑电图异常就诊断为癫痫。医生必须结合病史和临床发作表现，综合分析，才可以作出诊断。

◆ 癫痫的鉴别诊断

▲ 癔症性抽搐

特别是癔症大发作需与强直－阵挛发作鉴别。应注意病史、诱因特别是精神情感诱因，发作时间长，有时可达数小时或更长，发作时常伴有情感色彩，如流泪、叫喊，很少有严重自伤及小便失禁。抽搐时没有全身性、一致性痉挛的规律，瞳孔不散大，对光反应灵敏，没有病理反射。脑电图正常或无重要发现。需要格外注意的是，某些癫痫如精神运动性癫痫、反射性癫痫，有时可存在诱因条件或情感条件。这时应以脑电图的监测来区别。

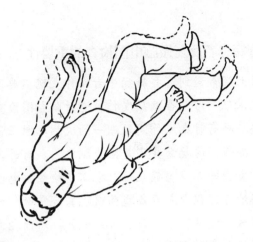

▲晕厥

短暂的意识丧失，但一般为数秒至数十秒，如超过 2～3 分钟可能伴有抽搐，特别是心源性晕厥发作。但因为其发作前后状态、诱因、心脏体征和心电图改变等，诊断并不困难，其他类型晕厥通过其诱因一般可明确，如直立、咳嗽、用力、转颈、排尿、刺激等。鉴别不困难，发作时脑电图通常呈低慢活动或正常。

▲低血糖

发病常在空腹、清晨、剧烈运动之后，发作前表现为大汗、饥饿感、头昏，或精神行为异常，也可伴有抽搐甚至昏迷，重要的是发作时血糖下降，一般低于 2mmol/L。

▲低血钙性抽搐

常为手足搐搦，罕见全身性抽搐者，见于甲状旁腺功能低下或肾病病史者，偶有甲状腺手术史，检查血 Ca^{2+} 下降，并且时有血磷增高骨质改变，或发育障碍，必要时应做专科检查。

癫痫患者反复做脑电图检查的重要性

　　临床上经常遇到有些癫痫患者发作表现不典型，单凭临床表现很难确诊是否癫痫发作，这时脑电图检查就显得尤其重要。而有时在发作间歇期一两次脑电图正常又无法完全排除癫痫，这就需要反复检查脑电图。有时为了确定癫痫发作类型并寻找癫痫病灶，也需复检查脑电图。癫痫患者服药治疗过程中或准备减药时也需经常做脑电图，以帮助判断药物效果和决定是否可以减药。所以在癫痫的诊断治疗过程中常需反复做脑电图检查。

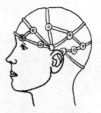

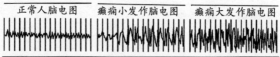

正常人脑电图　　癫痫小发作脑电图　　癫痫大发作脑电图

预防与治疗

★癫痫的预防

◆产前诊断

　　遗传性疾病引起的癫痫，应进行产前诊断，发现患某种遗传性疾病，存在癫痫的胎儿可以人工流产，这样就可以减少此类癫痫的发生。

◆优生优育

癫痫患者在选择婚配对象时，应禁止与有癫痫家族史的结婚，癫痫患者的未婚夫（妻）在婚前应做脑电地形图检查，如脑电地形图有癫痫波者禁止结婚，双方都有癫痫家族史的人也应禁止结婚。

◆及早剖腹产

为了预防出生时脑损伤引起的癫痫，对于高龄初产妇，如果预计生产过程不顺利，应及早剖腹取胎，这样能够避免因缺氧、窒息、产伤引起婴儿日后患癫痫。

◆早诊断，早治疗

对于各种颅内感染引起的癫痫，应积极地预防这些感染的发生，一旦出现了颅内感染性疾病，应及早诊断，正确治疗，减轻脑组织损伤程度。在颅内感染的急性期，很多患者常有癫痫发作，这时应及时、足量地应用抗癫痫药物，以减轻脑组织因癫痫发作造成的损害，也可降低日后癫痫发作的机会。

◆避免脑外伤

预防脑外伤引起的癫痫，重点是防止脑外伤的发生，避免因工作、交通事故引起脑外伤。

◆避免高热惊厥

高热惊厥患者以后转变成癫痫的概率较高，如对有复发可能的高热惊厥，应及时采取预防措施，可大大减少高热惊厥引起的脑损伤，也就减少了癫痫的发生率。

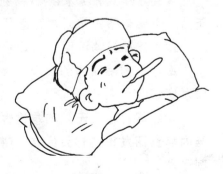

◆去掉癫痫发作诱因

去掉癫痫发作诱因，是防止癫痫复发的重要环节之一，包括饮酒、吸烟、疲劳、精神压抑、暴饮暴食、感染性疾病、受惊发热、剥夺睡眠、近亲结婚以及有害的声、光刺激等。

★ 癫痫的治疗

◆药物治疗

▲根据癫痫发作类型选择安全、有效、价廉且易购的药物。

（1）大发作使用苯巴比妥 90 ~ 300mg/d。丙戊酸钠 0.6 ~ 1.2/d，卡马西平 600 ~ 1200mg/d 等。

（2）复杂部分性发作：苯妥英钠 0.2 ~ 0.6g/d，卡马西平 0.2 ~ 1.2g/d。

（3）失神发作：氯硝安定 5 ~ 25mg/d，安定 7.5 ~ 40mg/d。

（4）癫痫持续状态：首选安定 10 ~ 20mg/ 次，静注。

▲药物剂量从常用量低限开始，逐步增至发作控制理想而又无严重毒副作用为宜。

▲给药次数应根据药物特性和发作特点而定。

▲通常不得随意更换或间断，癫痫发作完全控制 2 ~ 3 年后，且脑电图正常，才能逐渐减量停药。

▲应定期药物浓度监测，适时调节药物剂量。

▲对于明确病因的癫痫，除有效控制发作外应积极治疗原发病。

▲对药物治疗无效的难治性癫痫可进行立体定向术破坏脑内与癫痫发作的相关区域，胼胝体前部切开术或慢性小脑刺激术。

▲全身强直阵挛发作持续状态的治疗

（1）积极有效地控制抽搐：①安定，成人 10 ~ 20mg，小儿 0.25 ~ 1mg/kg，缓慢静脉注射直至抽搐停止。随后将 20 ~ 40mg 加入葡萄糖液中以每小时 10 ~ 20mg 速度静脉滴注，连续 10 ~ 20 小时，日总量不大于 120mg。②异戊巴比妥钠：成人 0.5g 溶于 10mL 注射用水中，以每分钟 50 ~ 100mg 的速度缓慢静脉注射直至发作停止。注射中要注意呼吸心跳变化。发作控制后需继续鼻饲或口服抗癫痫药物。

（2）处理并发症：保持呼吸道通畅，利尿脱水缓解脑水肿，纠正酸中毒等。

◆手术治疗

▲手术前癫痫灶的精确定位

利用 128 导脑电图联合 MRI/CT 的三维图像重建软件以及脑皮层地形图技术对癫痫病灶精确定位，将不可视的癫痫病灶转化成可视的立体的癫痫灶位置图像，可显著提高定位的准确度，其定位点之间的空间距离可精确到毫米级。

▲手术中皮层和深部电极再扫描

在明确癫痫病灶后就可进行手术，在术中再使用脑电皮层和深部电极在大脑进行地毯式扫描，标记癫痫放电部位，防止遗漏。

▲微创手术切除病灶或阻断癫痫放电

外科医生会依据标记的雷区排雷，在显微镜下切除病灶或阻断传导，保证在对大脑损伤程度最小的情况下切除癫痫灶。

癫痫患者不宜服用避孕药

有些抗癫痫药物是酶的诱导剂，包括苯巴比妥、苯妥英钠、卡马西平、扑米酮等。当患有癫痫的妇女服用此类药时，均能促使肝细胞内药物代谢酶的增快，加速对口服避孕药药效的破坏，同时也会增加孕激素与球蛋白结合率，使游离的孕激素浓度明显降低，导致避孕失败。所以癫痫患者的避孕应采用其他方法。

日常保养

★癫痫患者在日常生活中需要注意

◆癫痫患者在平时应按医嘱用药，不要自行减药、停药或换药。那样会引起癫痫连续发作。

◆抗癫痫药对胃肠道具有刺激作用，要在饭后服用。服药期间注意口腔卫生，经常刷牙。

◆癫痫患者在日常生活中要避免情绪不稳和劳累，不要登高、骑车、游泳，不应在机器旁工作，以免癫痫病发作时发生意外。

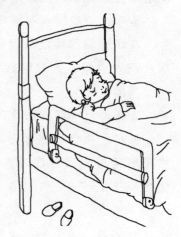

◆患者如有假牙，应在每日睡觉前取下。癫痫患者睡单人床时，要在床边增加床档，防止发

病时坠床跌伤。

◆如癫痫连续发作，要将患者送到医院继续抢救。

★ 癫痫的急救方法

◆癫痫发作时，迅速让患者仰卧，不能垫枕头，把缠有纱布的压舌板（或牙刷把）垫在上下牙齿间，防止患者自己咬伤舌头。随即松开衣领，将患者头偏向一侧，使口腔分泌物自行流出，避免口水误入气道，引起吸入性肺炎。同时，还应把患者下颌托起，防止因窝脖使舌头堵塞气管。

◆发作时不要强行喂水或强行按压肢体。

 吸入性肺炎

　　吸入性肺炎是吸入酸性物质，如动物脂肪、食物、胃内容物及其他刺激性液体和挥发性的碳氢化合物以后引起的化学性肺炎，严重者会发生呼吸衰竭或呼吸窘迫综合征。

　　若发生吸入性肺炎，紧急情况下，应立即给予高浓度氧吸入，应用纤支镜或气管插管将异物吸出。

　　预防吸入性肺炎的主要措施是防止食物或胃容物吸入，如手术麻醉前应充分让胃排空，对昏迷患者可采取头低及侧卧位，尽早安置胃管，必要时作气管插管或气管切工。

参考文献

[1] 王维治. 神经病学 [M]. 北京：人民卫生出版社，2006

[2] 中华医学会. 临床诊疗指南·神经病学分册 [M]. 北京：人民卫生出版社，2006

[3] 王拥军，张星虎. 神经病学 [M]. 第2版. 北京：北京大学医学出版社，2009

[4] 吴江. 神经病学 [M]. 第2版. 北京：人民卫生出版社，2010

[5] 贾建平. 神经内科疾病临床诊疗规范教程 [M]. 北京：北京大学医学出版社，2010

[6] 路微波. 神经疾病的康复与护理知识问答 [M]. 上海. 上海第二军医大学出版社，2014

[7] 黄叶莉. 神经疾病临床护理 [M]. 北京：人民军医出版社，2014